中医经典文库

素问病机气宜保命集

金·刘完素 著

宋乃光 校注

中国中医药出版社

·北 京·

图书在版编目（CIP）数据

素问病机气宜保命集/（金）刘完素著；宋乃光校注.
—北京：中国中医药出版社，2007.8（2019.5 重印）
（中医经典文库）
ISBN 978-7-80231-278-4

Ⅰ.素… Ⅱ.①刘…②宋… Ⅲ.素问－研究 Ⅳ.R221.1

中国版本图书馆 CIP 数据核字（2007）第 110604 号

中国中医药出版社出版
北京市朝阳区北三环东路28号易亨大厦16层
邮政编码：100013
传真：64405750
保定市西城胶印有限公司印刷
各地新华书店经销
*
开本 850×1168 1/32 印张 5 字数 88 千字
2007年8月第 1 版 2019年5月第 2 次印刷
书 号 ISBN 978-7-80231-278-4 册数 5000
*
定价：16.00 元
网址 www.cptcm.com

如有质量问题请与本社出版部调换
版权专有 侵权必究
社长热线 010 64405720
读者服务部电话：010 64065415 010 84042153
书店网址：csln.net/qksd/

《中医经典文库》专家顾问委员会

前　言

中华医药源远流长，中医药理论博大精深，学说纷呈，流派林立，要想真正理解、弄懂、掌握和运用她，博览、熟读历代经典医籍，深入钻研，精思敏悟是必经之路。古往今来，凡是名医大家，无不是在熟读精研古籍名著，继承前人宝贵经验的基础上，厚积薄发、由博返约而成为一代宗师的。

故此，老一辈中医药专家都在各种场合呼吁"要加强经典学习"；"经典是基础，传承是关键"。国家有关行政部门也非常重视，在《国家中长期科学和技术发展规划纲要（2006～2020）》中就明确将"中医药传承与创新"确立为中医药领域的优先主题，国家中医药管理局启动了"优秀中医临床人才研修项目"，提出了"读经典，做临床"的口号。我们推出这套《中医经典文库》，也正是为了给广大中医学子阅读中医经典提供一套系统、精良、权威，经得起时代检验的范本，以倡导研读中医经典之风气，引领中医学子读经典、用经典，为提高中医理论和临床水平打牢根基。

本套丛书具有以下特点：①书目权威：丛书书目先由全国中医各学科的学科带头人、一流专家组成的专家指导委员会论证、筛选，然后经专家顾问委员会审核、确定，均为中医各学科学术性强、实用价值高，并被历代医家推崇的代表性著作，具有很强的权威性；②版本精善：在现存版本中精选其中的最善者作为底本，让读者读到最好的版本；③校勘严谨：聘请具有深厚中医药理论功底、熟谙中医古籍文献整理的专家、学者精勘细校，最大限度地还原古籍的真实面貌，确保点校的高质量。

在丛书出版之际，我们由衷地感谢邓铁涛、朱良春、李经纬、余瀛鳌等顾问委员会的著名老中医、老专家，他们不顾年迈，热情指点，让我们真切感受到老一辈中医药工作者对中医药事业的拳拳挚爱之心；我们还要感谢专家指导委员会的各位专家和直接参与点校整理的专家，他们不辞辛苦，兢兢业业，一丝不苟，让我们充分领略到中医专家的学者风范。这些都将激励我们更加努力，不断进取，为中医药事业的发展贡献出更多无愧于时代的好作品。

中国中医药出版社

2007 年 1 月

内 容 提 要

《素问病机气宜保命集》，3 卷。金·刘完素撰于 1186 年。卷上为医理总论，分原道、原脉、摄生、阴阳、察色、伤寒、病机、气宜、本草等共九篇。卷中和卷下为论述各种疾病的病原、证候和治疗，具体病证有：中风、疠风、破伤风、解利伤寒、热、内伤、诸疟、吐、霍乱、泻痢、心痛、咳嗽、虚损、消渴、肿胀、眼目、疮疡、瘰疬、痔疾、妇人胎产、大头和小儿斑疹。书后是"药略"。该书中记载有不少宝贵经验和治疗方法，是刘完素晚年总结其一生临床心得所作。

校 注 说 明

　　《素问病机气宜保命集》，3 卷，为金·刘完素所撰。刘完素（约 1120～1200 年），金代著名医学家，金元四大家之一。字守真，自号通玄处士。河间（今河北省河间县）人，所以人们常称其刘河间。刘完素重视《内经》理论，并多有发挥。他提出火热是导致多种病证的主要原因，所谓"六气皆从火化"，总结出了治疗热性病的治疗原则，即辛凉解表和泄热养阴。后世称他为寒凉派的倡导者，他的学术思想为明清温热学派的形成奠定了基础。

　　《素问病机气宜保命集》是刘完素晚年总结其一生临床心得所作，反映了寒凉派的学术思想。这次校注，是以《古今医统正脉全书》（明万历二十九年辛丑吴勉学校步月楼刻本映旭斋藏本）为底本，怀德堂刻本为主校本，清宣统元年己酉年上海千顷堂书局石印本为参校本校注而完成的。在校注过程中，还参考了《黄帝内经素问》、《伤寒论》等书。具体处理方法如下：

　　（1）校勘采取"四校"（对校、本校、他校、理校）综合运用的方法，一般以对校、他校为主，辅以本校，理校则慎用之。

　　（2）底本与校本文字不一，若显系底本错讹而校本正确者，则据校本改正，并出校注；如属校本有误而底本不误者，则不改；如难以肯定何者为是，但以校本文义较胜而有一定参考价值，或两者文字均有可取需要并存者，也出校注，说明互异之处，但不改底本原文。

（3）难读难认的字，注明读音。

（4）对费解的字和词、成语、典故等，予以注释，用浅显的文句，解释其含义。

（5）繁体字、异体字、俗字改为通行简化字者，不出校注。

（6）原书为竖排版，现改为横排，故凡指方位的"右""左"，均相应地径改为"上""下"。

校注者

自 序

　　夫医道者，以济世为良，以愈疾为善。盖济世者，凭乎术；愈疾者，仗乎法。故法之与术，悉出《内经》之玄机。此经固不可力而求、智而得也，况轩岐问答，理非造次，奥藏金丹宝典，深隐生化玄文，为修行之径路，作达道之天梯。得其理者，用如神圣；失其理者，似隔水山。其法玄妙，其功深远，固非小智所能窥测也，若不访求师范而自生穿凿者，徒劳皓首耳。

　　余二十有五，志在《内经》，日夜不辍，殆至六旬，得遇天人，授饮美酒，若橡斗许，面赤若醉，一醒之后，目至心灵，大有开悟，衍其功疗，左右逢源，百发百中。今见世医多赖祖名，倚约旧方，耻问不学，特无更新之法，纵闻善说，反怒为非。呜呼！患者遇此之徒，十误八九，岂念人命死而不复者哉！仁者鉴之，可不痛欤！以此观之，是未知阴阳变化之道，况木极似金，金极似火，火极似水，水极似土，土极似木，故《经》曰亢则害，承乃制，谓己亢极，反似胜己之化。流俗未知，故认似作是，以阳为阴，失其本意。《经》所谓诛罚无过，命曰大惑，医徒执迷，反肆傍识，纵有获效，终无了然之悟，其道难与语哉。仆见如斯，首述玄机，刊行于世者，已有《宣明》等三书。革庸医之鄙陋，正俗论之舛讹，宣扬古圣之法则，普救后人之生命。今将余三十年间，信如心手，亲用若神，远取诸物，近取诸身，比物立象，重明真理，治法方论，裁成三卷三十二论，目之曰《素问病机气宜保命集》。此集非崖略之说，盖得轩岐要妙之旨，故用之可以济人命，舍之无以活人生。得乎心髓，秘之箧笥，不敢轻易示人，非绝仁人之心，盖圣人之法，不遇当①人，未易授尔！后之明者，当自传焉。

　　时大定丙午闰七月中元②日河间刘完素守真述。

---

　　①　当（dāng）：适合也。
　　②　中元：时节名，即农历七月十五日。

杨威《素问病机气宜保命集》序

天兴①末，予北渡，寓东原之长清，一日，过前太医王庆先家，于几案间得一书，曰《素问病机气宜保命集》，试阅之，乃刘高尚守真先生之遗书稿也。其文则出自《内经》中，摭②其要而述之者，朱涂墨注，凡三卷，分三十二门。门有资次，合理契经，如原道则本性命之源，论脉则尽死生之说，摄生则语存神养气之理，阴阳则讲抱元守一之妙，病机则始终有条有例，治病之法尽于此矣，本草则驱用有佐有使，处方之法尽于此矣。至于解伤寒、论气宜，说曲尽前圣意，读之使人廓然有所醒悟，恍然有所发明，使六脉、十二经、五脏、六腑、三焦、四肢，目前可得而推见之也。后二十三论，随论出证，随证出方，先后加减，用药次第，悉皆蕴奥，精妙入神。尝试用之，一一皆中，真良医也，虽古人不是过也，虽轩岐复生，不废此书也。然先生有序，序己行藏，言幼年已有《直格》、《宣明》、《原病式》三书，虽义理精确，犹有不尽圣理处。今是书也复出，与前三书相为表里，非曰后之医者龟镜欤！至如平昔不治医书者得之，随例验证，度己处药，则思亦过半矣。予谓是书，虽在农夫、工贩、缁衣、黄冠、儒

---

① 天兴：金哀宗元颜守绪年号。
② 摭：《广雅》："摭，取也。"

宗，人人家置一本可也。若己有病，寻阅病源，不至乱投汤剂，况医家者流哉。惜哉！先生卒，书不世传，使先生之道，窃入小人口，以此己书者有之。予悯先生道屏翳于茆茨荆棘中，故存心精校，今数年矣。命工镂版，拟广世传，使先生之道，出于茆茨荆棘中，亦起世膏肓之一端也。

　　岁辛亥正月望日太卤杨威序。

目　录

卷　　上

原道论第一

《经》曰：观天之道，执天之行，尽矣。盖天一而地二，北辨而南交，入精神之运以行矣。拟之于象，则水火也，画之于卦，则坎离也，两者相须，弥满六合，物物得之，况于人乎！盖精神生于道者也，是以上古真人，把握万象，仰观日月，呼吸元气，运气流精，脱骨换形，执天机而行六气，分地纪而运五行，食乳饮血，省约俭育，日夜流光，独立守神，肌肉若一，故能寿敝天地，无有终时，此其道生之要也。夫道者，能却老而全形，身安而无疾。夫水火用法象也，坎离交言变也。万亿之书，故以水为命，以火为性，土为人，人为主性命者也。是以主性命者在乎人，去性命者亦在乎人。何则？修短寿夭，皆自人为。故《经》曰：精神内守，病安从来。又曰：务快其心，逆于生乐。所以然者，性命在乎人，故人受天地之气以化生性命也。是知形者，生之舍也；气者，生之元也；神者，生之制也。形以气充，气耗形病，神依气位①，气纳神存。修真之士，法于阴阳，和于术数，持满御神，专气抱一，以神为车，以气为马，神气相合，可以长生。故曰精有主，气有元，呼吸元气，合于自然，此之谓也。智者明乎此理，吹嘘呼吸，吐故纳新，熊颈鸟伸，导引按跷，所以调其气也；平气定息，握固凝想，神宫内视，五脏昭彻，所以守其气也；法则天地，顺理阴阳，交媾坎离，济用水火，所以交其气也。神水华池，含虚鼓漱，通行荣卫，入于元宫，溉五脏也；服气于朝，闭息于暮，阳不欲迭②，阴不欲覆，炼阴阳也。以至起居适早晏，出处协时令，忍怒以全阴，抑喜以全阳，泥丸欲多栉，天鼓欲常鸣，形欲常鉴，津欲常咽，体欲常运，食欲常少。眼者身之鉴也，常居欲频修；耳者体之牖也，城廓欲频治；面者神之庭也，神不欲覆；发者脑之华也，脑不欲减；体者精之元也，精不欲竭；明者身之宝也，明不欲耗。补泻六腑，陶炼五精，可以固形，可以全生，此皆修真之要道也。故修真之要者，水火欲其相济，土金欲其相养。是以全生之术，形气贵乎安，安则有伦而不乱；精神贵乎保，保则有要而不耗。故保而养之，初不离于形气精神；及其至也，可以通神明之出，神明之出，皆在于心。独不观心为君主之官，得所养则血脉之

---

① 位：《释文》："位，本作立。"
② 迭：通"佚"，失也。

气旺而不衰，生之本无得而摇也，神之变无得而测也。肾为作强之官，得所养则骨髓之气荣而不枯，蛰封藏之本无得而倾也，精之处无得而夺也。夫一身之间，心居而守正，肾下而立始，精神之居。此宫不可太劳，亦不可太竭。故精太劳则竭，其属在肾，可以专啬之也；神太用则劳，其藏在心，静以养之。唯静专然后可以内守，故昧者不知于此，欲拂自然之理，谬为求补之术，是以伪胜真，以人助天，其可得乎！

原脉论第二

大道之浑沦，莫知其源。然至道无言，非立言无以明其理，大象无形，非立象无以测其奥。道象之妙，非言不明。尝试原之脉者何也？非气非血，动而不息，荣行脉中，卫行脉外。《经》曰：脉者，血之府也。自《素问》而下，迄至于今，经所不载，无传记而莫闻其名焉。然而玄机奥妙，圣意幽微，虽英俊明哲之士，非轻易可得而悟也。夫脉者，果何物乎？脉者，有三名：一曰命之本，二曰气之神，三曰形之道。《经》所谓天和者是也。至于折一支、瞽二目，亦不为害生，而脉不可须臾失，失则绝命害生矣。

《经》曰春弦，一曰长。夏洪，一曰钩。秋毛，一曰涩。冬石，一曰沉。此言正脉，同天真造化之元气也。巡于春夏秋冬木火金水之位，生长收藏参和相应，故禀二仪而生，不离于气，故脉有生死之验。《经》曰：脉者，血之府也。如世之京都州县，有公府廨署也，国因置者，所以禁小人为非道也。公府不立，则善者无以伸其枉，恶者无以罚其罪，邪正混同，贤愚杂处而乱之根也。《经》曰：五运阴阳者，天地之道也，万物之纲纪，变化之父母，生杀之本始，神明之府也。既阴阳为神明之府，脉为血之府，而明可见焉。血之无脉，不得循其经络部分，周流于身，滂流奔迫，或散或聚；气之无脉，不能行其筋骨、脏腑、上下，或暴或蹶。故《经》曰：出入废则神机化灭，升降息则气立孤危。故气化则物生，气变则物易，气盛则物壮，气弱则物衰，气绝则物死，气正则物和，气乱则物病，皆随气之盛衰而为变化也。脉字者，从肉、从永、从爪、从血，四肢百骸，得此真元之气，血肉筋骨爪发荣茂，可以倚凭而能生长也。长久永固之道，故从肉、从永者是也。从爪、从血者，巡之如水，分流而布遍周身，无所不通也。《释名》曰：脉，幕也。如幔幕之遮覆也，幕络一体之形，导太一真元之气也。元气者，在气非寒、非热、非暖、非凉，在脉者非长、非钩、非涩、非沉，不为气而浮沉，不为血而流停，乃冲和自然之气也。故春温、夏热、秋凉、冬寒。所以然者，为元气动而不息，巡于四方木火金水之位，温凉寒暑之化，生生相续，新新不停，日月更出，四序迭迁，脉不为息。故人有身形之后，五脏既生，身中元气即生焉。故春弦、夏洪、秋毛、冬石，此四时之气也，而脉者，乃在其中矣。《道德经》曰：视之不见，听之不闻，搏之不得，迎之不见其首，随之不见其后。此如脉之谓也，又云：埏①埴以为器，当其无，有器之用，故有之以为利，无之以为用。又曰：吾不知其名，字之曰道，强为之名曰大。斯立脉之名之本意也。故道者，万物之奥，脉者，百骸之灵，奥灵之妙，其道乃同。元气者，无器不有，无所不至，血因此而行，气因此而生。故荣行脉中，卫行脉外，瞻之在前，忽焉在后而不匮者，皆由于脉也。分而言之，曰气、曰血、曰脉，统而言之，惟脉运行血气而已。故《经》曰：血气者，人之神，不可不谨养也。

　　《阴阳别论》曰：所谓阳者，胃脘之阳也。此阳者，言脉也。胃者，土也。脉乃天真造化之元气也。若土无气，何以生长收藏？若气无土，何以养化万物？是无生灭也。以平人之气常禀于胃。《正理论》曰：谷入于胃，脉道乃行。阴阳交会，胃和脉行。人禀天地之候，故春胃微弦曰平，但弦而无胃曰死；夏胃微钩曰平，但钩而无胃曰死；长夏微软曰平，但弱而无胃曰死；秋胃微毛曰平，但毛而无胃曰死；冬胃微石曰平，但石而无胃曰死。

　　阴者，真脏也，见则为败，败则必死。五脏为阴，肝脉至，中而无，外急如循刀刃，责责然如按琴弦；心

---

　　① 埏（shān）：和泥制作陶器也。

脉至，坚而搏，如循薏苡仁，累累然；肺脉至，大而虚，如毛羽中人皮肤；肾脉至，搏而绝，如以指弹石，辟辟然；脾脉弱而乍数乍疏。夫如此脉者，皆为脏脉独见而无胃脉，五脏皆至，悬绝而死。故《经》曰：别于阳者，知病忌时，别于阴者，知生死之期。故人性候躁急怀促、迟缓软弱、长短大小、皮坚肉厚，各随其状，而脉应之。常以一息四至为准者，言呼出心与肺，吸入肾与肝。五者，胃兼主四旁，在呼吸之间也。数则为热，迟则为寒，如天之春秋二分，阴阳两停，昼夜各得五十度。自此，添一遭则热，减一遭则寒，脉之妙道，从此可知矣。或如散叶，或如燃薪，或如丸泥，或如丝缕，或如涌泉，或如土颓，或如偃刀，或如转索，或如游鱼。假使千变万化，若失常者，乃真元之气离绝，五脏六腑不相管辖，如丧家之狗，元气散失而命绝矣。

《经》曰：积阳为天，积阴为地，阳化气，阴成形。此言一气判而清浊分也。元气者，天地之本，天和者，血气之根。华佗云：脉者，乃血气之先也。孔子曰：天不言而四时行焉，百物生焉。而脉亦如之。又《经》曰：自古通天者，生之本，皆通乎天气也。通天者，谓通元气天真也。然形体者，假天地之气而生，故奉生之气通计于天，禀受阴阳而为根本，天地合气，命之曰人。天气不绝，真灵内属，动静变化，悉与天通。

《易》云：乾坤成列，而易立乎其中矣。故天地之体得易而后生，天地之化得易而后成，故阳用事则春生夏长，阴用事则秋收冬藏，寒往则暑来，暑往则寒来，始而终之，终而复始，天地之化也。而易也默然于其间，而使其四序各因时而成功，至于寒不凌暑，暑不夺寒，无愆阳伏阴之变，而不至于大肃大温，故万物各得其冲气之和，然后不为过，而皆中节也。

《道德经》曰：万物负阴而抱阳，冲气以为和，百姓日用而不知。斯脉之道也。故脉不得独浮沉、独大小、独盛衰、独阴阳，须可沉中有浮，浮中有沉，大中有小，小中有大，盛中有衰，衰中有盛，阴中有阳，阳中有阴。充塞一身之中，盈溢百骸之内，无经络不有，无气血不至，养筋骨毛发，坚壮腻泽，非心、非肾、非肝、非脾，五脏之盛，真气固密，不为邪伤。若忧愁思虑、饥饱劳逸、风雨寒暑、大惊卒恐，真气耗乱，血气分离，为病之本。噫！夫万物之中，五常皆备，审脉之道，而何独无五常邪！

夫仁固卫一身，充盈五脏，四肢百骸，皆得荣养。无冲和之气，独真脏脉见则死矣。生则不见，死则独见，好生恶死，此仁之谓也。分布躯体，和调气血，贵之在头目耳鼻，贱之在蹠臀阴篡，不得上而有，不得下而无，无所不施，无所不至，此义之谓也。长人脉长，短人脉短，肥人脉沉，瘦人脉浮，大人脉壮，小人脉弱，若长人短，短人长，肥人浮，瘦人沉，大人弱，小人壮，夫如此者，皆不中理而为病，此礼之谓也。见在寸则上病，见在关则中病，见在尺则下病，五脏有疾，各有部分，而脉出见，不为潜藏伏匿，一一得察有余不足，而愈其病，此智之谓也。春弦、夏洪、秋毛、冬石，太阳之至，其脉沉；太阴之至，其脉大而长；少阴之至，其脉钩；阳明之至，其脉涩而短；少阳之至，其脉浮；厥阴之至，其脉弦。四序不失其期，六气为常准者，此信之谓也。非探赜索隐，钩深致远，学贯天人，旁通物理者，未能达于此矣。

摄生论第三

论曰：《内经》谓：法于阴阳，和于术数，饮食有节，起居有常，不妄作劳，故能形与神俱，而尽终其天年，度百岁乃去。今时之人不然也，以酒为浆，以妄为常，醉以入房，以欲竭其精，以耗散其真，不知持满，不时御神，务快其心，逆于生乐，起居无节，故半百而衰也。且饮食起居，乃人生日用之法，纵恣不能知节，而欲传精神、服天气者，不亦难乎？又《经》曰：饮食自倍，肠胃乃伤。起居如惊，神气乃浮。是以圣人春木旺，以膏香助脾，夏火旺，以膏腥助肺；金用事，膳膏臊以助肝，水用事，膳膏膻以助心，所谓因其不胜而助之也。故食饮之常，保其生之要者，五谷、五果、五畜、五菜也，脾胃待此而仓廪备，三焦待此而道路通，荣卫待此以清以浊，筋骨待此以柔以正。故《经》云：盖五味相济，斯无五宫之伤，所以养其形也。虽五味为之养形，若味过于酸，肝气以津，脾气乃绝；味过于咸，大骨气劳，短肌，心气抑；味过于甘，心气喘满，色黑，肾气不冲；味过于苦，脾气不濡，胃气乃厚；味过于辛，筋脉沮弛，精神乃央。所谓失五味之常，而损其形也。王注曰：味有伦，缘脏有偏绝，此之谓也。饮食者，养其形，起居者，调其神。是以圣人春三月，夜卧早起，被发缓形，见于发陈之时，且曰以使志生；夏三月，夜卧早起，无厌于日，见于蕃秀之时，且曰使志无怒，使气得泄；秋三月，早卧早起，与鸡俱兴，见于容平之时，收敛神气，且曰使志安宁，以应秋气；冬三月，早卧晚起，去寒就温，见于闭藏之时，且曰使志若伏若匿，若有私意，若己有得。此顺生长收藏之道，春夏养阳，秋冬养阴，顺四时起居法，所以调其神也。《经》所谓：逆于春气，则少阳不生，肝气内变；逆于夏气，则太阳不长，心气内洞；逆于秋气，则太阴不收，肺气焦满；逆于冬气，则少阴不藏，肾气独沉。此失四时之气，所以伤其神也。智者顺四时，不逆阴阳之道，而不失五味损益之理，故形与神俱久矣，乃尽其天年而去。与夫务快其心、逆于生乐者，何足与语此道哉！故圣人行之，贤者佩之，岂虚语哉！

阴阳论第四

论曰：天地者，阴阳之本也；阴阳者，天地之道也，万物之纲纪，变化之父母，生杀之本始，神明之府也。故阴阳不测谓之神，神用无方谓之圣。倘不如此，以为天自运乎，地自处乎，岂足以语造化之全功哉。大哉乾元，万物资始，至哉坤元，万物资生。所以天为阳，地为阴；水为阴，火为阳。阴阳者，男女之血气；水火者，阴阳之征兆。唯水火既济，血气变革，然后刚柔有体，而形质立焉。《经》所谓天覆地载，万物悉备，莫贵于人。人禀天地之气生，四时之法成，故人生于地，悬命于天，人生有形，不离阴阳。盖人居天之下，地之上，气交之中，不明阴阳而望延年，未之有也。何则？苍天之气，不得无常也，气之不袭，是谓非常，非常则变矣。王注曰：且苍天布气，尚不越于五行，人在气中，岂不应于天道？《左传》曰：违天不祥。《系辞》云：一阴一阳之谓道。《老子》曰：万物负阴而抱阳。故偏阴阳谓之疾。夫言一身之中，外为阳，内为阴；气为阳，血为阴；背为阳，腹为阴；腑为阳，脏为阴。肝、心、脾、肺、肾，五脏皆为阴；胆、胃、大肠、小肠、膀胱、三焦，六腑皆为阳。盖阳中有阴，阴中有阳，岂偏枯而为道哉。《经》所谓治病必求其本者，是明阴阳之大体，水火之高下，盛衰之补泻，远近之大小，阴阳之变通。夫如是，唯达道人可知也。

察色论第五

论曰：声合五音，色合五行，声色符同，然后定立脏腑之荣枯。若滋荣者，其气生如翠羽、鸡冠、蟹腹、豕膏、鸟羽是也；枯夭者，其气败如草兹、衄血、枳实、枯骨、如炲是也。至如青赤见于春，赤黄见于夏，黄白见于长夏，白黑见于秋，黑青见于冬，是谓五脏之生者，以五行之相继也。得肝脉色见青白，心脉色见赤黑，脾脉色见黄青，肺脉色见白赤，肾脉色见黑黄，是谓真脏之见者，以五行之相克也。若乃肺风而眉白，心风而口赤，肝风而目青，脾风而鼻黄，肾风而肌黑，以风善行数变故尔。肝热而左颊赤，肺热而右颊赤，心热而颜赤，脾热而鼻赤，肾热而颐赤，以诸热皆属火故尔。以至青黑为痛，黄白为热，青白为寒，以九气不同故尔。鼻青为腹水，黑为水气，白为无血，黄为胸寒，赤为有风，鲜明为留饮，而五色取决于此故尔。然审病者，又皆以真脾为本。盖真脾之黄，是谓天之气，五色又明，病虽久而面黄必生者，以其真气外荣也。此数者，虽皆成法，然自非心清，见晓于冥冥，不能至于此。故五色微诊，可以目察尤难，《难经》曰：望而知之谓之神。为见五色于外，故决死生也。

伤寒论第六

论曰：夫热病者，皆伤寒之类也，或愈或死，止于六七日间，若两感于寒者，必不免于死。《经》所谓：人之伤于寒者，则为病热，热虽甚不死。盖伤寒者，非杂病所比，非仲景孰能明此？故张仙公深得玄机之理趣，达六经之标本，知汗下之浅深。若投汤剂，正与不正，祸福影响，何暇数日哉！然仲景分三百九十七法，一百一十三方，其证有六，其治有四。《经》云：一日巨阳受之，其脉尺寸俱浮。二日阳明受之，其脉尺寸俱长。三日少阳受之，其脉尺寸俱弦。四日太阴受之，其脉尺寸俱沉细。五日少阴受之，其脉尺寸俱微缓。六日厥阴受之，其脉尺寸俱沉涩。其太阳病者，标本不同，标热本寒，从标则太阳发热，从本则膀胱恶寒，若头项痛，腰脊强，太阳经病也，故宜发汗。其阳明病者，虽从中气，标阳本实，从标则肌热，从本则谵语，若身热、目痛、鼻干、不得卧，阳明经病，故宜解肌。太阳传阳明，非表里之传，若谵语，从本为实，故宜下便。王注曰：以阳感热。其少阳病者，标阳本火，从标则发热，从本则恶寒，前有阳明，后有太阴，若胸胁痛而耳聋，往来寒热，少阳经病，故宜和解。其太阴病者，标阴本湿，从标则身目黄，从本则腹胀满，若腹满而嗌干，太阴经病，故宜泄满下湿，从其本治。其少阴病者，标阴本热，从标则爪甲青而身冷，从本则脉沉实而发渴，若口燥、舌干而渴，少阴经病，故宜温标下本。其厥阴病者，[1] 故厥阴之中气宜温也，若烦满、囊缩，厥阴经病，故为热，宜苦辛下之。故《经》所谓：知标知本，万举万当，不知标本，是为[2]妄行。又曰：各通其脏，乃惧汗泄非宜，此之谓也。故明斯六经之标本，乃为治伤寒之规矩，此所谓证有六也。且如发汗，桂枝、麻黄之辈，在皮者汗而发之；葛根、升麻之辈，因其轻而扬之法也；承气、陷胸之辈，下者引而竭之法也；泻心、十枣之辈，中满泄之法也；瓜蒂、栀豉者，高者因而越之法也。故明此四治之轻重，可为了伤寒之绳墨，此之谓其治有四也。若明六经四法，岂有发黄、生斑、蓄血之坏证，结胸、痞气之药过！

《内经》所谓：其未满三日者，可汗而已，其满三日者，可泄而已。故仲景曰：太阳病，脉浮紧，无汗，身疼痛，八九日不解，表证仍在，当发其汗，宜麻黄汤主之。少阴病得之二三日，口燥咽干者，急下之，宜大承气汤。孰敢执于三四日汗泄之定法也。是以圣人书不尽言，言不尽意，说其大概，此之谓也。《经》所谓：发表不远热，攻里不远寒。余自制双解、通圣辛凉之剂，不遵仲景法桂枝、麻黄发表之药，非余自炫，理在

---

① 此外有脱漏，从缺。
② 为：怀德堂本作"谓"。

其中矣；故此一时彼一时，奈五运六气有所更，世态居民有所变，天以常火，人以常动，动则属阳，静则属阴，内外皆扰，故不可峻用辛温①大热之剂，纵获一效，其祸数作，岂晓辛凉之剂，以葱白盐豉大能开发郁结，不惟中病，令汗而愈，免致辛热之药，攻表不中，其病转甚，发惊狂、衄血、斑出，皆属热药所致。故善用药者，须知寒凉之味，况兼应三才造化通塞之理也。故《经》所谓：不知年之所加，气之盛衰，虚实之所起，不可以为工矣。大抵杂病者，气之常也，随方而异，其治不同。卒病者，气之异也，其治则同，其愈则异。昔黄帝兴四方之问，岐伯举四治之能，故伤寒之法备矣哉！大矣哉！若视深渊，如迎浮云，莫知其际。是以知发表攻里之药性，察标本虚实之并传，量老少壮弱之所宜，劳逸缓急之禀性，切脉明阴阳之分部，详证知邪气之浅深，故可言会通之法矣。《内经》曰：谨熟阴阳，无与众谋。此之谓也。

病机论第七

　　论曰：察病机之要理，施品味之性用，然后明病之本焉。故治病不求其本，无以去深藏之大患。故掉眩、收引、膹郁、肿胀、诸痛痒疮疡，皆根于内。夫百病之

---

　　① 温：原作"过"，据怀德堂本改。

生也，皆生于风、寒、暑、湿、燥、火，以之化之变也。《经》言：盛者泻之，虚者补之，余锡以方士，而方士用之，尚未能十全。余欲令要道必行，桴鼓相应，犹拔刺雪污，工巧神圣，可得闻乎？《灵枢经》曰：刺深而犹可拔，汙而犹可雪。《庄子》曰：雪，犹洗也。岐伯曰：审察病机，无失气宜，此之谓也。黄帝曰：愿闻病机何如？岐伯对曰：诸风掉眩，皆属于肝。少虑无怒，风胜则动。肝者，罢极之体，魂之居也，其华在爪，其充在筋，以生血气，其味酸，其色苍，为将军之官，谋虑出焉，此为阴中之少阳，通于春气，其脉弦。王注曰：肝有二布叶、一小叶，如木甲折之象。故《经》所谓其用为动，乃木之为动，火太过之政亦为动。盖火木之主暴速，所以掉眩也。掉，摇也；眩，昏乱也，旋运皆生风故也。是以风火皆属阳，阳主动。其为病也，胃脘当心痛，上支两胁，膈咽不通，食饮不下，甚则耳鸣、眩转、目不识人，善暴僵仆、里急、缰戾、胁痛、呕泄，甚则掉眩、癫疾、两胁下痛引少腹，令人善怒也；虚则职①肮肮无所见，耳无所闻，善恐如人将捕之。凡肝木风疾者，以热为本，以风为标，故火本不燔，遇风烈乃焰，肝本不甚热，因金衰而旺，肺金不胜心火，木来侮于金，故诸病作矣。其为治也，燥胜风。王注曰：风自木生，燥为金化。风余则制之以燥，肝胜

---

① 职：常也。

则治以清凉，清凉之气，金之气也，木气之下，金气承之。又曰：风淫于内，治以辛凉，肝欲散，急食辛以散之。故木主生荣而主①春，其性温，故风火则反凉而毁折，是兼金化制其木也。故风病过极而反中外燥涩，是反兼金化也；故非为金制其木，是甚则如此。中风偏枯者，由心火暴甚，而水衰不能制，则火实克金，金不能平木，则肝木胜而兼于火热，则卒暴僵仆。凡治消瘅、仆击、偏枯、痿厥、气满、发肥，实膏粱之疾也。故此脏气平则敷和，太过则发生，不及则委和。

诸痛痒疮，皆属于心。静则神明，热胜则肿。心者，生之本，神之变也，其华在面，其充在血脉，为阳中之太阳，通于夏气，其脉钩，其味苦，其色赤，为君主之官，神明出焉，此为阳中之阳也。王注曰：心形如未敷莲花，中有九空，以导引天真之气，神之宇也。《经》所谓其用为燥。火性燥动，其明于外，热甚火赫，烁石流金，火之变也；燔焫山川，旋反屋宇，火之灾眚也。故火非同水，水智而火愚，其性暴速。其为病也，当胸中热、嗌干、右胠胁满、皮肤痛、寒热、咳喘、唾血、血泄、衄衊、嚏呕、溺色变，甚则疮痒、胕肿、肩背臑缺盆中痛、疡疹、身热、惊惑、恶寒、战慄、谵妄、衄蔑、语笑、疮疡、血流、狂妄、目赤、胸中痛、胁下痛、背膺肩胛间痛、两臂痛，虚则胸腹大、胁下与

---

① 主：怀德堂本作"旺"。

腰背相引而痛。其为治也，以寒胜热。王注曰：小热之气，凉以和之；大热之气，寒以取之；甚热之气，则汗发之，发之不尽，则逆制之，制之不尽，求其属以衰之。又曰：壮水之主，以制阳光。《经》曰：气有多少，病有盛衰，治有缓急，方有大小，此之谓也。是以热淫于内，治以咸寒，佐以甘苦，以酸收之，以苦发之。心欲软，急食咸以软之。君火之下，阴精承之，火气之下，水气承之。是故火主暴虐，故燥万物者，莫熯乎火。夏月火热极甚，则天气熏蒸，而万物反润，以水出液，林木津流，及体热极而反汗液出，是火极而反兼水化。俗以难辨，认是作非，不治已极，反攻王气，是不明标本，但随兼化之虚象，妄为其治，反助其病，而害于生命多矣。故此脏平则升明，太过则赫曦，不及则伏明。王注曰：百端之起，皆自心生。

诸湿肿满，皆属于脾。味和气化，湿胜则濡泄。脾者，仓廪之官，本营之居也，名曰器，能化糟粕，转味而入出者也，其华在唇，其充在肌，其味甘，其色黄，故为仓廪之官，又名谏议之官，五味出焉。此至阴之类，通于土气，为阴中之至阴也，其脉缓。王注曰：脾形象马蹄，内包胃脘，象土形也。其用为化，兼四气聚散，复形群品，以主灌溉肝、心、肺、肾，不主于时，寄王四季，《经》所谓：善者不可得见，恶者可见。其变骤注，其灾霖溃。其为病也，胕肿、骨痛、阴痹按之不得，腰脊头颈痛，时眩、大便难、阴气不用、饥不欲食，咳唾则有血、积饮、痞膈、中满、霍乱吐下，为善肌肉痿，足不收行，胁膜、呕吐、泄、注下。王注曰：脾热之生，虚则腹满、肠鸣、飧泄、食不化者，有胃之寒者，有胃之热者。色白澄澈清冷皆属于寒！色黄水赤混浊皆属于热。故仲景曰：邪热不杀谷，水性疾速，此之谓也。其为治也，风胜湿。湿自土生，风为木化，土余则治之以风，脾盛治之以燥。故湿伤肉，湿胜则濡泄，甚则水闭、胕肿。王注曰：湿为水，水盛则肿，水下形肉已消。又曰：湿气所淫，皆为肿满，但除其湿，肿满自衰。若湿气在上，以苦吐之，湿气在下，以苦泄之，以淡渗之。治湿之病，不利小便，非其法也。故湿淫所胜，平以苦热，佐以酸辛，以苦燥之，以淡泄之。若湿上甚而热，治以苦温，佐以甘辛，以汗为故而止。湿淫于内，治以苦热，佐以酸淡，以苦燥之，以淡泄之，脾苦湿，急食苦以燥之。又曰：土位之下，木气承之。《本草》曰：燥可去湿，桑白皮、赤小豆之属。王注曰：身半以上，湿气有余，火气复郁。所以明其热能生湿。《经》所谓风寒在下，燥热在上，湿气在中，火游行其间，是以热之用矣。故土主湿黓云雨而弘静，风热极甚，则飘骤散落，是反兼风木制其土也，若脾甚土自邕，燥去其湿，以寒除热；脾土气衰，以甘缓之。所以燥泄、积饮、痞膈、肿满、湿热、干涸、消渴，慎不可以温药补之。故积温成热，性之温乃胜气之药也。故此脏喜新而恶陈，常令滋泽，无使干涸，土平则备化，太过则敦阜，不及则卑监。

诸气膹郁、病痿，皆属于肺金。常清气利，燥胜则干。肺者，气之本，魄之处也。其华在毛，其充在皮，其味辛，其色白而为相傅之官，治节出焉。为阳中之太阴，通于秋气，其脉毛。王注曰：肺之形，似人肩，二布叶、数小叶，中有二千四空，行列以布，布诸脏清浊之气。《经》所谓其用为固，其变肃杀，其眚苍落。其为病也，骨节内变，左胠胁痛，寒清于中，感而虐，太凉革候、咳、腹中鸣、注泄鹜溏、咳逆、心胁满引小腹、善暴痛、不可反侧、嗌干、面尘色恶、腰痛、丈夫癫疝、妇人少腹痛、浮虚、骶尻、阴股、髀、腨、𬟽、足病皴揭。实则喘咳逆气，肩背痛，汗出，尻、阴股、膝、髀痛；虚则少气不能报息，耳聋嗌干。其为治也，热胜燥。燥自金生，热为火化，金余则治之以火，肺胜则治之以苦。又曰：金气之下，火气承之，燥淫于内，治以苦温，佐以酸辛，以苦下之。若肺气上逆，急食苦以泄之。王注曰：制燥之胜，必以苦温。故受干病生焉。是以金主于秋而属阴，其气凉，凉极天气清明而万物反燥，故燥若火，是金极而反兼火化也，故病血液衰也。燥金之化极甚，则烦热，气郁、痿弱而手足无力，不能收持也。凡有声之痛，应金之气。故此脏平气则审平，太过则坚成，不及则从革。

诸寒收引，皆属于肾。能养动耗，寒胜则浮。肾者，主蛰、封藏之本，精之处也，其华在发，其充在骨，其味咸，其色黑，为作强之官，伎巧出焉，为阴中之少阴，通于冬气，其脉石。王注曰：肾脏有二，形如豇豆，相并而曲附于膂筋，外有脂裹，里白表黑，主藏精。故《仙经》曰：心为君火，肾为相火。是言在肾属火，而不属水也。《经》所谓：膻中者，臣使之官，喜乐出焉。故膻中者，在乳之间，下合在于肾，是火居水位，得升则喜乐出焉。虽君相二火之气，论其五行造化之理，同为热也。故左肾属水，男子以藏精，女子以系胞；右肾属火，游行三焦，兴衰之道由于此。故七节之傍，中有小心，是言命门相火也。《经》所谓其变凝冽，其眚冰雹。其为病也，寒客心痛、腰腿痛、大关节不利、屈伸不便、苦厥逆、痞坚、腹满、寝汗。实则腹胫肿、喘咳、身重、汗出、憎风；虚则胸中痛、大小腹痛、清厥、意不乐。王注曰：大小腹，大小肠也。此所谓左肾水发痛也。若夫右肾命门相火之为病，少气、疮疡、疥癣、痈肿、胁满、胸背首面四肢浮肿、腹胀、呕逆、癥瘕、骨痛、节有动、注下、温疟、腹中暴痛、血溢、流注精液、目赤、心热，甚则瞀昧、暴痛、瞀闷懊侬、嚘呕、疮疡、惊躁、喉痹、耳鸣、呕涌、暴注、瘛疭、暴死、瘤气、结核、丹熛，皆相火热之胜也。其为治也，寒胜热，燥胜寒。若热淫于内，治以咸寒，火淫所胜，平以咸冷，故相火之下，水气承之。如寒淫于内，治以甘热，佐以苦辛，寒淫所胜，平以辛热。又云：肾苦燥，急食辛以润之；肾欲坚，急食苦以坚之。

故水本寒，寒急则水冰如地而能载物，水发而雹雪，是水寒亢极反似克水之土化，是谓兼化也。所谓寒病极者，反肾满也。左肾不足，济之以水；右肾不足，济之以火。故此脏水平则静顺，不及则涸流，太过则流衍。

诸厥固泄，皆属于下。厥谓气逆，固为禁固。气逆则肝肾失守，失守则不能禁固，出入无度，燥湿不恒，故气下则愈也。《经》所谓厥气上行，满脉去形。

诸痿喘呕，皆属于上。肺者，脏之长也，为心之华盖，故肺热叶焦，发痿躄。是气郁不利，病喘息而呕也。呕谓呕酸水，火气炎上之象也，胃膈热甚，则为呕也。若衰火之炎，痿躄则愈；利肺之气，喘息自调也；道路开通，吐呕则除。凡病呕涌，嗌食，皆属之火也。王注曰：内格呕逆，食不得入，是有火也。《经》所谓三阳有余，则为痿易。王注曰：易，谓变易常用，而痿弱无力也。故此者热之明矣。

诸热瞀瘛，皆属于火。热气甚，则浊乱昏昧也。瞀，示乃昏也，《经》所谓病筋脉相引而急，病名曰瘛者，故俗为之搐是也。热胜风搏，并于经络，故风主动而不宁，风火相乘，是以热瞀瘛而生矣。治法祛风涤热之剂，折其火势，热瘛可立愈。若妄加灼火，或饮以发表之药，则取死不旋踵。

诸禁鼓慄，如丧神守，皆属于火。禁慄惊①惑，如

---

① 惊：原作“禁”，据怀德堂本改。

丧神守，悸动怔忡，皆热之内作，故治当以制火剂，其神守血荣而愈也。

诸痉项强，皆属于湿。寒湿同性，水火同居，故足太阳膀胱经属水而位下，所以湿可伤也。其脉起目内眦，上额交于巅上，其支别从巅入络于脑，还出则下项，故主项强。太阳表中风，加之以湿客于经中，内挟寒湿，则筋脉抽急，故痉，项强不柔和也。此太阳寒湿，当详有汗无汗，治以流湿祛风，缓发表而愈也。

诸逆冲上，皆属于火。冲，攻也。火气炎上，故作呕、涌溢，食不下也。

诸胀腹大，皆属于热。肺主于气，贵乎通畅，若热甚则郁于内，故肺胀而腹大。是以火主长而高茂，形见彰显，升明舒荣，皆肿之象也。热去则见自利也。

诸躁狂越，皆属于火。胃实则四肢实，而能登高也。故四肢者，诸阳之本。

《经》所谓：阴不胜其阳，则脉流薄疾，并乃狂。是以阳盛则使人妄言骂詈，不避亲疏，神明之乱也。故上善若水，下愚若火，此之谓也。治之以补阴泻阳，夺其食则病已。

诸暴强直，皆属于风。暴，虐而害也；强，劲，有力而不能和柔也。乃厥阴风水势甚而成。王注曰：阳内郁而阴行于外。《千金》曰：强直为风。治以泻火补金，木能自平也。

诸病有声，鼓之如鼓，皆属于热。腹胀大而鼓之有声如鼓者，热气甚则然也。《经》所谓热胜则肿，此之类也。是以热气内郁，不散而聚，所以叩之如鼓也。诸腹胀大，皆为里证，何以明之？仲景曰：少阴病……腹胀，不大便者，急下之，宜大承气汤。所谓土坚胜水则干，急与大承气汤下之，以救肾水，故知无寒，其热明矣。

诸病胕肿，疼酸惊骇，皆属于火。胕肿，热胜内则阳气滞故也。疼酸由火实制金，不能平木，则木旺而为酸。酸者，肝之味也。故《经》所谓二阳一阴发病，主惊骇。王注曰：肝主惊。然肝主之，原其本也，自心火甚则善惊，所以惊则心动而不宁也。故火衰水平，治之本也。

诸转反戾，水液浑浊，皆属于热。热气燥烁于筋，故筋转而痛，应风属于肝也。甚则吐不止，暍热之气加之以泄，湿胜也。若三气杂，乃为霍乱，故仲景曰：呕吐而利，名曰霍乱。故有干霍乱，有湿霍乱。得其吐利，邪气得出，名曰湿霍乱也，十存八九；若不得吐利，挥霍撩乱，邪无出，名曰干霍乱，十无一生者。皆以冒暑中热，饮食不节，寒热气不调，清浊相干，阴阳乖隔，则为此病。若妄言寒者，大误矣。故热则小便浑而不清，寒则洁而不浊，故井水煎汤沸，则自然浑浊也。

诸病水液，澄澈清冷，皆属于寒。水液为病寒也，故水清净，其气寒冷，水谷不化而吐利，其色白而腥秽，传化失常，食已不饥。虽有邪热不杀谷而不饥者，无倦而常好动，其便色黄而酸。王注曰：寒者上下所出，及吐出溺出也。又法曰：小寒之气，温以和之。

诸呕吐酸，暴注下迫，皆属于热。流而不腐，动而不蠹，故呕吐酸者，胃膈热甚，则郁滞于气，物不化而为酸也。酸者，肝木之味。或言吐酸为寒者，误也。暴注者，是注泄也，乃肠胃热而传化失常，《经》所谓清气在下，则生飧泄。下迫者，后重里急，窘迫急痛也，火性急速而能造物故也，俗云虚坐努责而痛也。

诸涩枯涸，干劲皴揭，皆属于燥。涩枯者，水液气衰少，血不荣于皮肉，气不通利，故皮肤皴揭而涩也，及甚则麻痹不仁。涸干者，水少火多，《系辞》云：燥万物者莫熯乎。故火极热甚，水液干而不润于身，皮肤乃启裂，手足有如斧伤而深三二分者，冬月甚而夏月衰。故法曰：寒能收敛，收敛则燥涩皴揭；热能纵缓，则滋荣润泽。皆属燥金之化也。王注曰：物之生滑利，物之死枯涩。其为治也，宜开通道路，养阴退阳，凉药调之。荣血通流，麻木不仁、涩涸、干劲皴揭，皆得其所，慎勿服乌附之药。《经》所谓：金木水火土，运行之数。寒暑燥湿风火，临御之化，则天道可见，民气可调。凡受诸病者，皆归于五行六气胜复盛衰之道矣。王注曰：人生有形，不能无患。既有其患，亦常有逃生化，出阴阳者也。故曰：谨守病机，各司其属，有者求之，无者求之，盛者责之，虚者责之，必先五胜，疏其血气，令其调达，而致和平，此之谓也。

气宜论第八

论曰：治病必明六化分治，五味、五色所主，五脏所宜，五行之运行数，六气之临御化，然后明阴阳三才之数。故数之可数者，人中之阴阳也，然所合之数可得见也。夫阴阳者，数之可十，推之可万。故天地阴阳者，不以数推，以象之谓也。《经》曰：丹天之气，经于牛女戊分；黅天之气，经于心尾己分；苍天之气，经于危室柳鬼；素天之气，经于亢氐昴毕；玄天之气，经于张翼娄胃。所谓戊己分者，奎壁角轸，则天地之门户也。是以将前三数与天象俱明，终始之六气所司之高下，在泉浅深之胜复，左右之间同与不同，三纪太过不及之理，故可分天地之化产，民病之气宜矣。《经》所谓太阳司天之政，故岁宜苦以燥之、温之；阳明司天之政，故宜以苦辛汗之、清之、散之，又宜以咸；少阳司天之政，故岁宜以咸、以辛、以酸，渗之、泄之、渍之、发之，观气寒温，以调其气；太阴司天之政，故宜以苦燥之、温之，甚者发之、泄之，不发不泄，则湿气外溢，肉溃皮坼而水血交流；少阴司天之政，故岁宜咸以软之，而调其上，甚则以苦发之，以酸收之，而安其下，甚则以苦泄之；厥阴司天之政，故岁宜以辛调之，以咸润之，人必折其郁气，先资其化源，是以迎而夺之王气之法也。故云六气有余，用热远热，用温远温，用寒远寒，用凉远凉，食宜同法，此其道也。故王注曰：夏寒甚，则可以热犯热，寒不甚，则不可犯也。若有表证，若有里证。故法云：发表不远热，攻里不远寒。不发不攻，而犯寒犯热，使寒热内贼，其病益甚。故无者生之，有者甚之，所以不远热则热至，不远寒则寒至。其寒至，则坚痞、腹痛、急下利之病生矣。热至，则身热、吐下、霍乱、痈疽、疮疡、瞀昧、昏郁、注下、瘛瘲、肿胀、吐呕、鼽血、衄血、头痛、骨节变、肉痛、血溢、血泄、淋闭之病生矣。王注曰：食已不饥，吐利腥秽，亦寒之疾也；暴喑冒昧，目不识人，躁扰狂越，妄见妄闻，骂詈惊痫，亦热之病。故《经》所谓：无失天信，无逆气宜，无翼其胜，无赞其复，是谓至治。倘不知斯，寒热内贼，失气之宜；因不知四时五行，因加相胜，释邪攻正，绝人长命。术不通《经》，为粗工之戒。是以六气上司九宫，中司九元，下司九宣，三数俱明，各分主客胜复、淫治克伐、主病岁物、气味之厚薄。故《经》所谓：气味有厚薄，性用有躁静，治保有多少，力化有浅深。故少阳在泉，寒毒不生；太阳在泉，热毒不生；少阴在泉，寒毒不生；太阴在泉，燥毒不生。此所谓天化地产，故天地气合，气合六节分而万物化生矣。《经》所谓谨候气宜，无失病机。病机者，寒暑燥湿风，金木水火土，万病悉自此而生矣。故谨察病机之本，得治之要者，乃能愈疾。亦常有不明六气五

行之所宜，气味厚薄之所用，人身为病之所由，而能必
获其效者，鲜矣哉！

本草论第九

　　论曰：流变在乎病，主治在乎物，制用在乎人，三
者并明，则可以语七方十剂。宣、通、补、泻、轻、
重、涩、滑、燥、湿，是十剂也；大、小、缓、急、
奇、偶、复，是七方也。是以制方之体，欲成七方十剂
之用者，必本于气味生成而成方焉。其寒热温凉四气
者，生乎天；酸苦辛咸甘淡六味者，成乎地。气味生
成，而阴阳造化之机存焉。是以一物之中，气味兼有，
一药之内，理性不无。故有形者谓之味，无形者谓之
气。若有形以无形之治，喘急昏昧乃生；无形以有形之
治，开肠洞泄乃起。《经》所谓：阴味出下窍，阳气出
上窍。王注曰：味有质，故下流于便泄之窍；气无形，
故上出于呼吸之门。故阳为气，阴为味；味归形，形归
气；气归精，精归化；精食气，形食味。王注曰：气化
则精生，味和则形长。是以有生之大形，精为本。故地
产养形，形不足温之以气，天产养精，精不足补之以
味。形精交养，充实不亏，虽有苛疾，弗能为害。故温
之以气者，是温之以肺；补之以味者，是补之以肾。是
以人为万物之灵，备万物之养，饮和食德，以化津液，
以淫筋脉，以行荣卫。故《经》所谓阴之所生，本在五

味。气味合而服之，以补精益气，所以为全生之术。故五谷、五畜、五菜、五果，甘、苦、酸、辛、咸，此为补养之要也。何则？谷入于口，而聚于胃，胃为水谷之海，喜谷而恶药，药之所入，不若谷气之先达。故治病之法，必以谷气为先。是以圣人论真邪之气者，谓汗生于谷，不归于药石，辨死生之候者，谓安谷则生过期，不惟数于五脏。凡明胃气为本，以此知五味能养形也，虽毒药攻邪，如国之用兵，盖出于不得已也。是以圣人发表不远热，攻里不远寒。辛甘发散为阳，酸苦涌泄为阴，故辛散、酸收、甘缓、苦坚、咸软，随五脏之病证，施药性之品味，然后分奇、偶、大、小、缓、急之制也。故奇偶者，七方四制之法，四制者，大小缓急也。《经》谓气有多少，病有盛衰，治有缓急，方有大小。故大小者，君一臣二，奇之制也；君二臣四，偶之制也；君二臣三，奇之制也；君二臣六，偶之制也。又曰：奇方云君一臣二，君二臣三，偶方云君二臣四，君二臣六，所以七方者，四制之法。奇偶四制，何以明之？假令小承气、调胃承气，为奇之小方也，大承气、抵当汤，为奇之大方也，所谓因其攻下而为之用者如此；桂枝、麻黄为偶之小方，葛根、青龙为偶之大方，所谓因其发而用之者如此。《经》所谓近者奇之，远者偶之，身之表者为远，身之里者为近；汗者不以奇，下之不以偶。不以者，不用也。故补上治上制以缓，补下治下制以急，急则气味厚，缓则气味薄。故味厚者为阴，薄为阴之阳，为味不纯粹者也。故味所厚则泄之以下，味所薄则通气者也。《经》所谓味厚则泄，薄则通。气厚者为阳，薄为阳之阴。故附子、干姜味甘温大热，为纯阳之药，为气厚者也；丁香、木香味辛温平，薄为阳之阴，气不纯粹者也。故气所厚则发热，气所薄则发泄。《经》曰：气薄则发泄，厚则发热。王注曰：阴气润下，故味厚则泄利；阳气炎上，故气厚则发热；味薄为阴少，故通泄；气薄为阳少，故汗出。是以论气味之薄厚，合奇偶之大小。故肾肝位远，数多则其气缓，不能速达于下，必大剂而数少，取其迅急，可以走下也；心肺位近，数少则其气急，不能发散于上，必小剂而数多，取其气宜散，可以补上也。王注曰：肺服九，心服七，脾服五，肝服三，肾服一。乃五脏生成之常数也。若奇之不去，则偶之，是谓重方也。偶之不去，则反佐以取之，是谓寒热温凉，反从其病也。王注曰：是以圣人反其佐以同其气，令声气应和，复令寒热参合，使其终异始同，燥润而败，坚刚必折，柔脆自消尔。故逆者正治，从者反治，从少从多，观其可也。仲景曰：少阴病，下利脉微者，与白通汤。利不止，厥逆无脉，干呕烦者，白通加猪胆汁汤主之。王注曰：若调寒热之逆，冷热必行，则热物冷服，下嗌之后，冷体既消，热性便发，由是病气随愈，呕哕皆除，情且不违，而致大益。此和人尿、猪胆汁咸苦寒物于白通汤热剂中，要其气相从，则可以去格拒之寒也。《经》所谓热因寒用，寒因热用，塞因塞用，通因通用，必伏其所主，而先其所因，其始则同，其终则异，可使破积，可使溃坚，可使气和，可使必已，此之谓也。若病所远而中道气味之者，食而过之，无越其制度。王注曰：假令病在肾，而心之气味饲而令足，仍急过之。不饲以气味，肾药凌心，心复益衰。余上下远近例同。是以圣人治上不犯下，治下不犯上，和中上下俱无犯。故《经》所谓诛伐无过，命曰大惑，此之谓也。有中外不相及，其治、其主病，皆论标本，不令妄攻也。故从所来者为本，从所感者为标。是以内者内调，外者外治；内者调之，不言其治，外者治之，不言其调。《经》所谓上淫于下，所胜平之；外淫于内，所胜治之，此之谓也。若从内之外盛于外，先调其内，而后治其外；从外之内而盛于内者，先治其外，而后调其内。王注曰：皆谓先除其根底，后削其枝条也。是故病发有余，本而标之，后治其本。故仲景曰：伤寒医下之，续得下利清谷不止，身疼痛者，急当救里；后身疼痛，清便自调者，急当救表。救里宜四逆汤；救表宜桂枝汤。故里不足，必先救之，清便自调，知里气已调，然后急与桂枝汤以救表。是谓病发本而标之，先治其本，后治其标，此以寒为本也。故知标本者，万举万全，不知标本者，是谓妄行，此之谓也。虽《本草》曰：上药一百二十种，为君，应天；中药一百二十种，为臣，应人；下药一百二十五种，为使，应地。若治病者，特谓此三品之说未也。《经》所

谓有毒无毒，所治为主，适大小为制也。故主病之谓
君，佐君之谓臣，应臣之谓使，非上下三品之谓也。王
注曰：但能破积愈疾，解急脱死，则为良方。非必要言
以先毒为是，后毒为非，无毒为非，有毒为是，必量病
轻重，大小制之者也。帝曰：三品何谓？岐伯曰：所以
明善恶之殊贯也。是以圣人有毒无毒，服自有约，故病
有久新，方有大小，有毒无毒，固宜常制矣。大毒治
病，十去其六，常毒治病，十去其七，小毒治病，十去
其八，无毒治病，十去其九，谷肉果菜，食养尽之，无
使过之，伤其正也。不尽行复如法。王注曰：法，谓前
四约也。余病不尽，然再行之，毒之大小，至约而止，
必无过也。是以上古圣人谓，重身之毒，有故无殒，衰
其大半而止。故药之性味，本以药治疾，诚能处以中
庸，以疾适当，且如半而止之，亦何疑于攻治哉，此之
谓也。故非调气而得者，治之奈何？有毒无毒，何先何
后？愿闻其道。王注曰：夫病生之类，其有四焉。一
者，始因气动而内有所成，为积聚、癥瘕、瘤气、瘿
气、结核、癫痫之类是也；二者，始因气动而外有所
成，谓痈肿、疮疡、痂疥、疽痔、掉瘛、浮肿、目赤、
膘疹、胕肿、痛痒之类是也；三者，不因气动而病生于
内，为留饮、澼食、饥饱、劳损、宿食、霍乱、悲恐喜
怒、想慕忧结之类是也；四者，不因气动而病生于外，
为瘴气、贼魅、蛊毒、蜚尸、鬼击、冲薄、堕坠、风寒
暑湿、斫射、刺割、捶扑之类是也。如此四类者，有独

治内而可愈，大小承气、陷胸、抵当汤、三花神佑、脏用之类是也；有兼治内而愈者，大小柴胡、通圣、洗心、凉膈、黄连解毒之类是也；有独治外而愈者，善应膏、拔毒散、点眼药、生肌之类是也；有兼治外而愈者，拨云散、苦参散、千金内托散之类是也；有先治内后治外而愈者，𤻊疹、丹毒、疮疡、疹、麸豆之类，悉因三焦相火热甚于内，必先疏启其中，凉苦寒之剂荡涤脏腑，或以砭射、敷扫、涂抹于外者是也；有先治其外，后治其内而愈者，伤寒、刺割、破伤，皆因风寒之邪，从外之内，先以发散其外，发之不已，量其浅深峻泄之；有齐毒而攻击者，暴病、大小便不利、胎死、坚积、满胀之类是也；复有无毒而调引者，痰滞、气痞、胃虚、脾弱、气不往来，以通经利其气之药之类是也。方法所施，或胜或复，寒者热之，热者寒之，温者清之，散者收之，抑者折之，燥者润之，急者缓之，刚者软之，衰者补之，强者泻之，坚者削之，留者攻之，客者除之，劳者温之温养也，结者散之，燥者濡之，损者温之温补也，逸者行之，劳者动之，惊者平之平，常也，常见常闻。上之吐之，下之泄之，磨之灸之，浴之薄之，劫之熘之，针劫其下，开之发之，适可为度，各安其气，必清必净，则病气衰去，归其所宗，此治之大体也。是以圣人法无定体，体变布施，药不执方，合宜而用。故论言治寒以热，治热以寒，而方士不能废绳墨而更其道也。有病热者，寒之而热；有病寒者，热之而寒。二者皆在，新病复起，奈何治？诸寒之而热者，取之阴；热之而寒者，取之阳。所谓求其属也。王注曰：谓治之而病不衰退，反因药寒热而随生寒热，病之新者也。谓益火之源，以消阴翳；壮水之主，以制阳光，故曰求其属也。夫取心者，不必齐以热，取肾者，不必齐以寒。但益心之阳，寒亦通行；强肾之阴，热之犹可。此论五味所归，五脏寒热温凉之主也。呜呼！圣人之道久塞，而后之人独不能之也。王注曰：言少可以贯多，举浅可以料深，何法之明也如此。故非圣人之道，孰能至于是邪！是以治病之本，须明气味之厚薄，七方十剂之法也。方有七，剂有十，故方不七，不足以尽方之变，剂不十，不足以尽剂之用。方不对病，非方也；剂不蠲疾，非剂也。今列而论之：

七方者，大、小、缓、急、奇、偶、复。

大方之说有二：一则病有兼证而邪不专，不可以一二味治之，宜君一臣三佐九之类是也；二则治肾肝在下而远者，宜分两多而顿服之是也。

小方之说有二：一则病无兼证，邪气专一，可以君一臣二小方之治也；二则治心肺在上而迫者，宜分两微而频频少服之，亦为小方之治也。

缓方之说有五：有甘以缓之为缓方者，为糖、蜜、甘草之类，取其恋膈也；有丸以缓之为缓方者，盖丸之比汤、散药力宣行迟故也；有品味群众之缓方者，盖药味众多，各不能骋其性也；有无毒治病之缓方者，盖药性无毒，则功自缓也；有气味俱薄之缓方者，药气味薄则常补于上，比至其下，药力既已衰，为补上治上之法也。

急方之说有四：有急病急攻之急方者，如腹心暴痛、前后闭塞之类是也；有急风荡涤之急方者，谓中风不省、口噤是也，取汤剂荡涤，取其易散而施功速者是也；有药有毒之急方者，如上涌下泄，夺其病之大势者是也；有气味厚之急方者，药之气味厚者，直趋于下而力不衰也，谓补下治下之法也。

奇方之说有二：有古之单行之奇方者，为独一物是也；有病近而宜用奇方者，为君一臣二，君二臣三，数合于阳也，故宜下不宜汗也。

偶方之说有二：有两味相配而为偶方者，盖两方相合者是也；有病远而宜用远方者，君二臣四，君二臣六，数合于阴也，故宜汗不宜下也。

复方之说有二：有二三方相合之为复方者，如桂枝二越婢一汤之类是也；有分两匀同之复方者，如胃风汤各等分之类是也。又曰：重复之复，二三方相合而用也；反复之复，谓奇之不去则偶之是也。

十剂者，宣、通、补、泻、轻、重、涩、滑、燥、湿。

宣者，宣郁。郁而不散为壅，必宣剂以散之，如痞满不通之类是也。《本草》曰宣可去壅，必宣剂以散之，如姜、橘之属。攻其里则宣者，上也；泄者，下也。涌剂则瓜蒂、栀豉之类是也。发汗通表亦同。

通：留而不行为滞，必通剂以行之，如水病、痰癖之类也。《本草》曰：通可去滞，通草、防己之属。攻其内则通者，行也，甘遂、滑石、茯苓、芫花、大戟、牵牛、木通之类是也。

补：不足为弱，必补剂以扶之，如气形羸弱之类是也。《本草》曰：补可去弱，人参、羊肉之属。攻其里则补养也。《经》所谓言而微，终日乃复言者，此夺气也，故形不足温之以气，精不足补之以味。是以膏粱理疾，药石齑疾，五谷、五畜能补善养也。

泻：有余为闭，必泻剂以逐之，如腹胀、脾约之类是也。《本草》曰：泻可去闭，即葶苈、大黄之属。《经》所谓浊气在上，则生䐜胀，故气不施化而郁闭不通。所以葶苈、大黄味苦大寒，专能泄热、去湿、下气。仲景曰：跌阳脉浮而涩，浮则胃气强，涩则小便数，浮涩相搏，大便则难，其脾为约。故约束津液不得四布，苦寒之剂，通寒润燥，而能泄胃强也。

轻：实则气壅，欲其扬也。如汗不发而腠密，邪胜而中蕴，必轻剂以扬之。《本草》曰：轻可去实，麻黄、葛根之属。《经》所谓其在皮者，汗而发之，其实者，散而泻之。王注曰：阳实则发散。

重：怯则气浮，欲其镇也。如丧神守而惊悸，气上厥以颠疾，必重剂以镇之。《本草》曰：重可去怯，即磁石、铁粉之属。《经》所谓厥成为巅疾，故惊乃平之，所以镇涩也，故使其物体之重，则下涩而用之也。

涩：滑则气脱，欲其收敛也。如开肠、洞泄、便溺遗失，必涩剂以收之。《本草》曰：涩可去脱，则牡蛎、龙骨之属，如宁神、宁圣散之类是也。

滑：涩则气著，欲其利也。如便难、内闭，必滑剂以利之。《本草》曰：滑可去著，即冬葵、榆皮之属。滑能养窍，故润利也。

燥：湿气淫胜，肿满、脾湿，必燥剂以除之。《本草》曰：燥可去湿，即桑白皮、赤小豆之属。所谓湿甚于上，以苦泄之，以淡渗之是也。

湿：津耗为枯。五脏痿弱，荣卫涸流，必湿剂以润之。《本草》曰：湿可去枯，即紫石英之属，故痿弱者用之。王注曰：心热盛则火独光，火独光则火炎上，肾之脉常下行，令火盛而上炎用事，故肾脉亦随火炎烁而逆上行也。阴气厥逆，火复内燔，阴上隔阳，下不守位，心气通脉，故生脉痿。肾气主足，故膝腕枢纽如折去而不相提挈，胫筋纵缓而不能任用于地也。可下数百行而愈。

故此十剂七方者，乃太古先师设绳墨而取曲直，何叔世方士，出规矩以为方圆。王注曰：呜呼！人之死者，岂谓命，不谓方士愚昧而杀之耶？！是以物各有性，以谓物之性有尽也，制而用之，将使之无尽。物之用有穷也，变而通之，将使之无穷。夫惟性无尽、用无穷，故施于品剂，以佐使斯人，其功用亦不可一而足也，于是有因其性而为用者，有因其所胜为制者，有气同则相求者，有气相克则相制者，有气余而补不足者，有气相感则以意使者，有质同而性异者，有名异而实同者。故蛇之性窜而引药，蝉之性脱而退翳，虻饮血而用以治血，鼠善穿而用以治漏，所谓因其性而为用者如此。弩牙速产，以机发而不括也；杵糠下噎，以杵筑下也，谓因其用而为使者如此。萍不沉水，可以胜酒；独活不摇①风，可以治其风，所谓因其所胜而为之用制也如此。麻，木谷而治风；豆，水谷而治水，所谓气相同则相求者如此。牛土畜，乳可以止渴疾；豕水畜，心可以镇恍惚，所谓因其气相克则相制也如此。熊肉振羸，兔肝明视，所谓因其气有余补不足也如此。鲤之治水，鹜之利水，所谓因其气相感则以意使者如此。蜜本成于蜂，蜜温而蜂寒；油本生于麻，麻温而油寒，兹同质而异性也。蘼芜生于芎䓖，蓬蘽生于覆盆，兹名异而实同者也。所以如此之类，不可胜举。故天地赋形，不离阴阳。形色自然，皆有法象。毛羽之类，生于阳而属于阴；鳞介之类，生于阴而属于阳。

空青法木，色青而主肝；丹砂法火，色赤而主心；云母法金，色白而主肺；磁石法水，色黑而主肾；黄石脂法土，色黄而主脾。故触类而长之，莫不有自然之理也。欲为医者，上知天文，下知地理，中知人事，三者

---

①　摇：《正义》：“摇，动也。”

俱明，然后可以愈人之疾病。不然则如无目夜游，无足登涉，动致颠殒，而欲愈疾者，未之有也。故治病者，必明天道地理，阴阳更胜，气之先后，人之寿夭，生化之期，乃可以知人之形气矣。王注曰：不明天地之气，又昧阴阳之候，则以寿为夭，以夭为寿，虽尽上圣救生之道，毕经脉药石之妙，犹未免世中之诬斥也。明乎医者，幸详究焉。

卷　　中

中风论第十

　　论曰：《经》云：风者，百病之始，善行而数变。行者，动也。风本生于热，以热为本，以风为标，凡言风者，热也。叔和云：热则生风，冷生气。是以热则风动，宜以静胜其躁，是养血也。治须少汗，亦宜少下。多汗则虚其卫，多下则损其荣。汗下各得其宜，然后宜治在经。虽有汗、下之戒，而有中脏中腑之说。中腑者，宜汗之；中脏者，宜下之，此虽合汗、下亦不可过也。仲景曰：汗多则亡阳，下多则亡阴；亡阳则损其气，亡阴则损其形。《经》曰：血气者，人之神，不可不谨养。初谓表里不和，须汗下之；表里已和，是以治之在经也。其中腑者，面加五色，有表证，脉浮而恶寒，拘急不仁，或中身之后，或中身之前，或中身之侧，皆曰中腑也，其治多易。中脏者，唇吻不收，舌不转而失音，鼻不闻香臭，耳聋而眼瞀，大小便秘结，皆曰中脏也，其治多难。《经》曰：六腑不和则留结为痈，五脏不和则七窍不通。若外无留结，内无不通，必知在经也。初证既定，宜以大药养之，当顺时令而调阴阳，安脏腑而和荣卫，察病机审气宜，而少有不愈者。若风中腑者，先以加减续命汤，随证发其表；若忽中脏者，则大便多秘涩，宜以三化汤通其滞。表里证已定，别无他变，故以大药和治之。大抵中腑者多著四肢，中脏者多滞九窍，虽中腑者多兼中脏之证。至于舌强失音，久服大药能自愈也。有中风湿者，夏月多有之，其证身重如山，不能转侧，宜服除湿去热之药治之，不可用针，可用灸。今具六经续命汤方，小续命汤通治八风、五痹、痿厥等疾。以一岁为总，以六经为别，春夏加石膏、知母、黄芩；秋冬加桂、附、芍药，又于六经别药，随证细分加减。自古名医，不能越此。

凡觉中风，必先审六经之候，慎勿用大热药乌、附之类，故阳剂刚胜，积火燎原，为消、狂、疮、肿之属，则天癸竭而荣卫涸，是以中风有此诫。故《经》所谓邪风之至，疾如风雨，《易》曰挠万物者，莫疾乎风。若感之浅者，留于肌肤；感之深者，达于骨髓。盖祸患之机，藏于细微，非常人之豫见，及其至也，虽智者不能善其后。是以圣人之教下，皆谓之虚邪贼风，避之有时。故中风者，俱有先兆之征，凡人如觉大拇指及次指麻木不仁，或手足不用，或肌肉蠕动者，三年内必有大风之至。《经》曰：肌肉蠕动，命曰微风。宜先服八风散、愈风汤、天麻丸各一料为效，故手大指、次指，手太阴、阳明经，风多著此经也，先服风湿涤热之剂、辛凉之药，治内外之邪。是以圣人治未病，不治已病。又曰：善治者治皮毛，是止于萌芽也。故初成者获愈，固久者伐形，是治病之先也。

中风之人，如小便不利，不可以药利之。既得自汗，则津液外亡，小便自少。若利之，使荣卫枯竭，无以制火，烦热愈甚。当候热退汗止，小便自行也。兼此证乃阳明，大忌利小便，须当识此。中风之人能食者，凡中风病多能食。盖甲己化土，脾盛故能食。由是多食则脾气愈盛，土克制肾水，水亏则病增剧也。病宜广服药，不欲多食，病能自愈。中风多食者，风木也，盛则克脾，脾受敌求于食。《经》曰：实则梦与，虚则梦取是也。当泻肝木，治风安脾，脾安则食少，是其效也。

中风之人，不宜用龙、麝、犀、珠，譬之提铃巡于街，使盗者伏而不出，益使风邪入于骨髓，如油入面，莫能出也，此之类焉。若痰潮不省，昏愦不知事，宜用药下其痰涎。故风者百病之长，庸可忽诸。

小续命汤　麻黄去节　人参　黄芩　芍药　防己桂枝　川芎　甘草各一两　防风一两半　附子半两　杏仁一两

上除附子、杏仁外，捣为粗末，后入二味令匀，每服五七钱，水一盏半，生姜五片，煎至一盏，去滓，稍热服，食前。

凡中风，不审六经之加减，虽治之不能去其邪也。《内经》云：开则淅然寒，闭则热而闷。知暴中风邪，宜先以加减续命汤，随证治之。中风无汗恶寒，麻黄续命主之，麻黄、防风、杏仁依本方添加一倍。宜针太阳、至阴出血，昆仑、阳跻。中风有汗恶风，桂枝续命主之，桂枝、芍药、杏仁依本方添加一倍。宜针风府。以上二证，皆太阳①经中风也。

中风无汗，身热不恶寒，白虎续命主之，石膏、知母一料中各加二两，甘草依本方加一倍。中风有汗，身热不恶风，葛根续命主之，葛根二两，桂枝、黄芩依本方加一倍。宜针陷谷、刺历兑。针陷谷者，去阳明之贼；刺历兑者，泻阳明经之实也。以上二证，阳明经中风也。中风无汗，身凉，附子续命主之，附子加一倍，干姜加一两，甘草加三两。宜刺隐白穴，去太阴之贼也。此一证，太阴经中风也。中风有汗，无热，桂枝续命主之，桂枝、附子、甘草依本方加一倍。宜针太溪。此证少阴经中风也。中风六证混淆，系之于少阳、厥阴，或肢节挛痛，或麻木不仁，宜羌活连翘续命主之，小续命八两，加羌活四两、连翘六两。

古之续命混淆，无六证之别，今各分经治疗，又分经针刺法，厥阴之井大敦，刺以通其经；少阳之经绝骨，灸以引其热。是针灸同象法，治之大体也。

中风外无六经之形证，内无便溺之阻格，知血弱不能养筋，故手足不能运动，舌强不能言语，宜养血而筋自荣，大秦艽汤主之。

秦艽_{三两}　甘草_{二两}　川芎_{二两}　当归_{二两}　白芍药_{一两}

---

① 太阳：原作"之阳"，据怀德堂本改。

细辛半两　　川羌活　　防风　　黄芩各一两　　石膏二两　　吴白芷一两　　白术一两　　生地黄一两　　熟地黄一两　　白茯苓一两　　川独活二两

上一十六味剉，每服一两，水煎去滓，温服无时。如遇天阴，加生姜煎；如心下痞，每两加枳实一钱同煎。

中风外有六经之形证，先以加减续命汤随证治之，内有便溺之阻格，复以三化汤主之。

厚朴　　大黄　　枳实　　羌活各等分

上剉，如麻豆大，每服三两，水三升，煎至一升半，终日服之，以微利为度，无时。

法曰四肢不举，俗曰瘫痪，故《经》所谓太过则令人四肢不举，又曰土太过则敦阜。阜，高也；敦，厚也。既厚而又高，则令除去。此真所谓膏粱之疾，非肝肾经虚。何以明之？《经》所谓三阳三阴发病，为偏枯痿易，四肢不举。王注曰：三阴不足，则发偏枯；三阳有余，则为痿易。易，谓变易常用，而痿弱无力也。其治则泻，令气弱阳衰，土平而愈，或三化汤、调胃承气汤，选而用之，若脾虚则不用也。《经》所谓土不及则卑陷。卑，下也；陷，坑也，故脾病四肢不用。四肢皆禀气于胃，而不能至经。必因于脾，乃得禀受也。今脾不能与胃行其津液，四肢不得禀水谷，气日以衰，脉道不利，筋骨肌肉，皆无气以生，故不用焉。其治可补，十全散加减四物去邪留正。

愈风汤　中风证内邪已除，外邪已尽，当服此药，以行导诸经。久服大风悉去，纵有微邪，只从此药加减治之。然治病之法，不可失其通塞，或一气之微汗，或一旬之通利，如此为常治之法也。久则清浊自分，荣卫自和。如初觉风动，服此不致倒仆。

羌活　甘草　防风　蔓荆子　川芎　细辛　枳壳　人参　麻黄　甘菊　薄荷　枸杞子　当归　知母　地骨皮　黄芪　独活　杜仲　吴白芷　秦艽　柴胡　半夏　前胡　厚朴　熟地黄　防己各二两　茯苓　黄芩各三两　石膏四两　芍药三两　苍术　生地黄各四两　桂一两

以上三十三味，通七十四两。

上剉，每服一两，水二盏，煎至一盏，去滓温服，如遇天阴，加生姜煎。空心一服，临卧再煎药滓服，俱要食远服。空心一服，噙下二丹丸，为之重剂；临卧一服，噙下四白丹，为之轻剂。重以安神，轻以清肺。假令一气之微汗，用愈风汤三两、麻黄一两，均作四服，一服加生姜五片，空心服，以粥投之，得微汗则佳；如一旬之通利，用愈风三两、大黄一两，亦均作四服，如前煎，临卧服，得利则妙。常服之药，不可失四时之转。如望春天寒之后，加半夏二两，通四两，柴胡二两，通四两，人参二两，通四两，谓迎而夺少阳之气也；望夏之月半，加石膏二两，通六两，黄芩二两，通五两，知母二两，通四两，谓迎而夺阳明之气也；季夏之月，加防己二两，通四两，白术二两，茯苓二两，通五两，谓胜脾土之湿也；初秋大暑之后，加厚朴二两，通四两，藿香二两，桂一两，通二两，谓迎而夺太阴之气也；霜降后望冬，加附子一两，桂一两，通二两，当归二两，通四两，谓胜少阴之气也。得春减冬，四时类此。虽立法于四时之加减，更宜临病之际，审病之虚实热寒，土地之宜，邪气之多少。此药具七情、六欲、四气，无使五脏偏胜及不动于荣卫。如风秘服之，则永不燥结；如久泻服之，则能自调。初觉风气，便能服此药及新方中天麻丸各一料，相为表里，治未病之胜药也。及已病者，更宜常服，无问男子妇人，及小儿惊、痫、搐、急慢惊风等病服之神效。如解利四时伤风，随四时加减法。又疗脾肾虚、筋弱、语言难、精神昏愦，及治内弱风湿。内弱者，乃风热火先；体重者，乃风湿土余。内弱之为病，或一臂肢体偏枯，或肥而半身不遂，或恐而健忘，喜以多思。故思忘之道，皆情不足也。是以心乱则百病皆生，心静则万病悉去。故此能安心养神，调阴阳无偏胜及不动荣卫。

四白丹　能清肺气，养魄。谓中风者多昏冒，气不清利也。

白术半两　白芷一两　白茯苓半两　白檀一钱半　人参半两　知母二钱　缩砂仁半两　羌活二钱半　薄荷三钱半　独活二钱半　防风　川芎各五钱　细辛二钱　甘草五钱　甜竹叶二两　香附子五钱，炒　龙脑半钱，另研　麝香一字，另研　牛黄半钱　藿香一钱半上件二十味，计八两六钱一字，为细末，炼蜜为丸，每两作十丸，临卧嚼一丸，分五七次嚼之。上清肺气，下强骨髓。

二丹丸　治健忘，养神、安志、和血，内安心神，外华腠理。

丹参一两半　丹砂五钱，为衣　远志半两，去心　茯神一两　人参五钱　菖蒲五钱　熟地黄一两半　天门冬一两半，去心　麦门冬一两，去心　甘草一两

上为细末，炼蜜为丸，如桐子大，每服五十丸至一百丸，空心，食前。常服安神定志，一药清肺，一药安神，故清中清者归肺，以助天真；清中浊者，坚强骨髓。血中之清，荣养于神；血中之浊，华荣腠理。如素有痰，久病中风，津液涌溢在胸中，气所不利，用独圣散吐之，后用利气泻火之剂，本方在后。

泻青丸　治中风自汗，昏冒，发热不恶寒，不能安卧，此是风热烦躁。

当归　龙胆　川芎　栀子　羌活　大黄　防风各等分

一丸，竹叶汤化下。

天麻丸　系新方中。

天麻六两，酒浸三日，曝干，称　牛膝六两，同上浸　杜仲七两，炒，去丝　萆薢六两，别碾为细末，称　玄参六两　羌活十两　当归十两　生地黄十六两　附子一两

上为细末，炼蜜为丸，如桐子大，常服五七十丸，病大至百丸，空心，食前，温酒或白汤下，平明服药至

日高，饥则止服。药大忌壅塞，失于通利，故服药半月稍觉壅，微以轻宣丸轻疏之，使药再为用也。牛膝、萆薢、杜仲治筋骨相著；天麻、羌活和风之胜药；当归、地黄养血，能和荣卫，玄参主用，附子佐之，行经也。

独圣散　治诸风膈疾，诸痫痰涎，津液涌溢，杂病亦然。

瓜蒂一两

上剉，如麻豆大，炒令黄色，为细末，每服量虚实久新，或三钱药末，茶一钱，酸齑汁一盏调下。若用吐法，天气清明，阴晦无用。如病卒暴者，不拘于此法，吐时辰午巳前。故《内经》曰：平旦至日中，天之阳，阳中之阳也。论四时之气，仲景曰：大法春宜吐。是天气在上，人气亦在上，一日之气，寅卯辰之候也，故宜早不宜夜也。先令病人隔夜不食，服药不吐，再用热齑水投之。如吐风痫病者，加全蝎半钱，微炒。如有虫者，加狗油五七点，雄黄末一钱，甚者加芫花末半钱，立吐其虫。如湿肿满者，加赤小豆末一钱。

故此不可常用，大要辨其虚实，实则瓜蒂散，虚则栀子豉汤，满加厚朴，不可一概用之。吐罢可用降火、利气、安神、定志之剂。

治风痫病不能愈者，从厚朴丸。宜春秋加添外，又于每一料中加：人参、菖蒲、茯神去木，各一两半。上依厚朴丸春秋加添法，和剂服饵。厚朴丸方在吐论中。

防风通圣散　防风　川芎　当归　芍药　大黄　芒

硝　连翘　薄荷　麻黄<small>不去节，各半两</small>　石膏　桔梗　黄芩<small>各一两</small>　白术　山栀子　荆芥穗<small>各二钱半</small>　滑石<small>三两</small>　甘草<small>二两</small>

　　上为粗末，每服一两，生姜同煎，温服，日再服。劳汗当风，汗出为皶，郁乃痤。汗出于玄府，脂液所凝，去芒硝，倍加芍药、当归，发散玄府之风，当调其荣卫。俗云风刺，或生瘾疹，或赤或白，倍加麻黄、盐豉、葱白，出其汗，麻黄去节，亦去芒硝，咸走血而内凝，故不能发。汗罢依前方中加四物汤、黄连解毒，三药合而饮之，日二服，故《内经》曰以苦发之，谓热在肌表连内也。小便淋闭，去麻黄加滑石、连翘，煎药汤调木香末二钱，麻黄主表不主于里，故去之。腰胁痛，走注疼痛者，加硝石、当归、甘草，一服各二钱，调车前子末、海金沙末各一钱，《内经》曰：腰者，肾之府。破伤风者，如在表，则辛以散之；在里则苦以下之，兼散之。汗下后，通利血气，祛逐风邪，每一两内加荆芥穗、大黄各二钱，调全蝎末一钱，羌活末一钱。诸风潮搐、小儿急慢惊风、大便秘结、邪热暴甚、肠胃干燥、寝汗、咬牙、上窜、睡语、筋转、惊悸、肌肉蠕动，每一两加大黄二钱、栀子二钱，调茯苓末二钱；如肌肉蠕动者，调羌活末一钱，故《经》曰：肌肉蠕动，命曰微风。风伤于肺，咳嗽喘急，每一两加半夏、桔梗、紫菀各二钱。如打扑伤损，肢节疼痛，腹中恶血不下，每一两加当归、大黄各三钱半，调没药、乳香末各二钱。解利四时伤寒，内外所伤，每一两内加益元散一两、葱白十茎、盐豉一合、生姜半两，水一碗，同煎至五七沸，或煎一小碗，温冷服一半，以箸投之即吐，罢后服一半，稍热服，汗出立解。如饮酒中风，身热头痛如破者，加黄连须二钱、葱白十茎，依法立愈，慎勿用桂枝、麻黄汤解之。头旋脑热、鼻塞、浊涕时下，每一两加薄荷、黄连各二钱半，《内经》曰：胆移热于脑，则辛颏鼻渊。鼻渊者，浊涕下不止也。王注曰：脑液下渗，则为浊涕，涕下不止，如彼水泉，故曰鼻渊也。此为足太阳脉与阳明脉俱盛也。如气逆者，调木香末一钱。

疠风论第十一

《内经》曰：疠者，有荣气热胕，其气不清，故使其鼻柱坏而色败，皮肤疡溃。风寒客于脉而不去，名曰疠风。又云：脉风成为疠。俗云癞病也。故治法云：病大风，骨节重，须眉堕，名曰大风，刺肌肉为故，汗出百日（王注曰：泄卫气之怫热）；刺骨髓，汗出百日（王注曰：泄荣气之怫热）。凡二百日，须眉生而止针。怫热屏退，阴气内复，故多汗出，须眉生也。先桦皮散，从少至多，服五七日后，灸承浆穴七壮，灸疮轻再灸，疮愈再灸。后服二圣散泄热、祛血之风邪，戒房室三年，针灸药止。述类象形，此治肺风之法也。然非止肺脏有之，俗云鼻属肺而病发于肺，端而言之，不然。如此者，既鼻准肿、赤胀，但为疮之类，乃谓血随气化，既气不施化，则血聚矣。然血既聚，使肉腐烂而生虫也。谓厥阴主生五虫，厥阴为风木，故木主生五虫。盖三焦相火热甚而制金，金衰故木来克侮。《经》曰：侮，胜也。宜泻火热利气之剂，虫自不生也。法云流水不腐，户枢不蠹，此之谓也。故此疾血热明矣。当以药缓疏泄之，煎《局方》内升麻汤，下钱氏内泻青丸，余各随经言之。故病风者，阳气先受，上也。

桦皮散　治肺脏风毒，遍身疮疥及瘾疹、瘙痒，搔之成疮。又治面风刺及妇人粉刺。

桦皮四两，烧灰　荆芥穗二两　甘草半两，炙　杏仁二两，去皮尖，用水一碗于银器内熬，去水一半，放令干　枳壳四两，去穰，用炭火烧欲灰，于湿纸上令冷

上件除杏仁外，余药为末，将杏仁别研令细，次同诸药令匀，磁合内放之，每服三钱，食后，温酒调下。

二圣散　治大风疬疾。

大黄半两　皂角刺三钱，烧灰

上将皂角刺一二斤，烧灰研细，煎大黄半两，汤调下二钱。早服桦皮散，中煎升麻汤下泻青丸，晚服二圣散。此数等之药，皆为缓疏泄血中之风热也。

七圣丸《局方》中、七宣丸《局方》中皆治风壅邪热，润利大肠，中风、风痫、疬风、大便秘涩，皆可服之。此方《局方》中治法曰：虽诃子味苦涩而能止脏腑，此利

药中用诃子，令大黄、枳实缓缓而推陈，泄去邪气。若年老风秘涩者，乃津液内亡也，不可用峻剂攻之。《内经》曰：年四十，而阴气自半也，起居衰矣。年五十，体重，耳目不聪明矣。年六十，阴痿，气大衰，九窍不利，下虚上实，涕泣俱出矣。故曰知之则强，不知则死。举世皆言年老之人无热俱虚，岂不明年四十而阴气自半，故阴虚阳盛明矣。是以阴虚其下，阳甚其上，故上实下虚，此理明矣。

破伤风论第十二

论曰：风者，百病之始也，清净则腠理闭拒，虽有大风苛毒，而弗能为害也。故破伤风者，通于表里，分别阴阳，同伤寒证治。闾阎往往有不知者，只知有发表者，不知有攻里者、和解者，此汗、下、和三法也，亦同伤寒证。有在表者，有在里者，有半在表半在里者。在里宜下，在表宜发汗，在表里之间宜和解。然汗下亦不可过其法也。又不可妄意处治，各通其脏脉，免汗泄之非宜也。故破伤风者，从外至内，甚于内者，则病也。因此卒暴伤损风袭之间，传播经络，致使寒热更作，身体反强，口噤不开，甚者邪气入脏，则分汗下之治。诸疮不差，荣卫虚，肌肉不生，疮眼不合者，风邪亦能外入于疮，为破伤风之候。故诸疮不差时，举世皆言著灸为上，是谓熟疮，而不知火热客毒，逐经诸变，不可胜数。微则发热，甚则生风而搐，或角弓反张，口噤目斜，皆因疮郁结于荣卫，不得宣通而生。亦有破伤不灸而病此者，疮著白痂，疮口闭塞，气难通泄，故阳热易为郁结，而热甚则生风也。故表脉浮而无力者，太阳也；脉长而有力者，阳明也；脉浮而弦小者，少阳也。太阳宜汗，阳明宜下，少阳宜和解，若明此三法，而治不中病者，未之有也。

羌活防风汤　治破伤风，邪初传在表。

羌活　防风　川芎　藁本　当归　芍药　甘草_{各一两}
地榆　华细辛_{各二两}

上㕮咀，每服五七钱，水一盏半，同煎至七分，去滓，热服，不拘时候。量紧慢加减用之。热则加大黄二两，大便秘则加大黄一两，缓缓令过。

白术防风汤　若服前药之过，有自汗者，宜服此药。

白术_{一两}　防风_{二两}　黄芪_{一两}

上㕮咀，每服五七钱，水一盏半，煎至一盏，去滓，温服，不拘时候。脏腑和而有自汗，可用此药。

破伤风脏腑秘、小便赤、自汗不止者，因用热药，汗出不休，故知无寒也。宜速下之，先用芎黄汤三二服，后用大芎黄汤下之。

芎黄汤　川芎_{一两}　黄芩_{六钱}　甘草_{二钱}

上㕮咀，每服五七钱，水一盏半，同煎至七分，去滓，温服，不拘时候。三服即止，再用下药。

大芎黄汤　川芎—钱　羌活　黄芩　大黄各—两

上㕮咀，依前煎服，宜利为度。

发表雄黄散　雄黄—钱　防风二钱　草乌—钱

上件为细末，每服一字，温酒调下，里和至愈可服，里不和不可服。

蜈蚣散　蜈蚣—对　鳔五钱　左蟠龙五钱，炒，烟尽为度，野鸽粪是也

上件为细末，每服一钱，清酒调下，治法依前用，里和至愈可服，但有里证不可服。次当下之，用前蜈蚣散四钱、巴豆霜半钱，烧饭为丸，如绿豆大，每服一丸，渐加六七丸，清酒调蜈蚣散少许送下，宜利为度。内外风去，可常服羌活缓缓而治，不拘时候服之。羌活汤者，治半在表半在里也。

羌活汤　羌活　菊花　麻黄　川芎　石膏　防风　前胡　黄芩　细辛　甘草　枳壳　白茯苓　蔓荆子各—两　薄荷半两　吴白芷半两

上㕮咀，每服五钱，水一盏半，入生姜五片，同煎至一盏，去滓，稍热服，不拘时候，日进二服。

防风汤　治破伤风同伤寒表证，未传入里，宜急服此药。

防风　羌活　独活　川芎各等分

上㕮咀，每服五钱，水一盏半，煎至七分，去滓温服，二三服后，宜调蜈蚣散，大效。

蜈蚣散　蜈蚣—对　鳔三钱

上为细末，用防风汤调下，如前药解表不已，觉转入里，当服左龙丸微利，看大便硬软，加巴豆霜服之。

左龙丸　左蟠龙　白僵蚕　鳔各五钱, 炒　雄黄一钱, 咬

上同为细末，烧饭为丸，如桐子大，每服十五丸，温酒下。如里证不已，当于左龙丸末一半内入巴豆霜半钱，烧饭为丸，如桐子大，每服一丸，同左龙丸一处合服，每服药中加一丸，如此渐加，服至利为度。若利后更服后药，若搐搦不已，亦宜服后药，羌活汤也。

羌活汤　羌活　独活　防风　地榆各一两

上咬咀，每服五钱，水一盏半，煎至一盏，去滓，温服。如有热加黄芩，有涎加半夏。若病日久，气血渐虚，邪气入胃，宜养血为度。

养血当归地黄散　当归　地黄　芍药　川芎　藁本
防风　白芷各一两　细辛五钱

上咬咀，依前煎服。

雄黄散　治表药。

天南星三钱　半夏　天麻各五钱　雄黄二钱半

上为细末，每服一钱，温酒调下。如有涎，于此药中加大黄，为下药。

地榆防风散　治破伤中风，半在表、半在里，头微汗，身无汗，不可发汗，宜表里治之。

地榆　防风　地丁香　马齿苋各等分

上件为细末，每服三钱，温米饮调下。

白术汤　治破伤风大汗不止，筋挛搐搦。

白术　葛根各一两　升麻　黄芩各半两　芍药二两　甘
草二钱半

上咬咀，每服一两，水一盏半，煎至一盏，去滓，
温服，不拘时候。

江鳔丸　治破伤风惊而发搐，脏腑秘涩，知病在
里，可用江鳔丸下之。

江鳔半两，剉，炒　野鸽粪半两，炒　雄黄一钱　白僵蚕半
两　蜈蚣一对　天麻一两

上件为细末，又将药末作三分，用二分烧饭为丸，
如桐子大，朱砂为衣，后将一分入巴豆霜一钱同和，赤
以烧饭为丸，如桐子大，不用朱砂为衣。每服朱砂为衣
者二十丸，入巴豆霜者一丸，第二服二丸，加至利为
度，再服朱砂为衣药，病愈止。

没药散　治刀箭所伤，止血定痛。

定粉　风化灰各一两　枯白矾三钱，另研　乳香半钱，另研
没药一字，另研

上件各研为细末，同和匀，再研掺之。

解利伤寒论第十三

论曰：伤寒之法，先言表里，及有缓急。三阳表当
急，里当缓；三阴表当缓，里当急。又曰：脉浮当汗，
脉沉当下。脉浮汗急而下缓，谓三阳表也；脉沉下急而
汗缓，谓三阴里也。麻黄汤谓之急，麻黄附子细辛汤谓

之缓。《内经》云：渍形以为汗，为汗之缓，里之表也。又曰：在皮者，汗而发之，为汗之急，表之表也。急汗者太阳，缓汗者少阴，是脏腑之输应也。假令麻黄附子细辛汤，是少阴证始得，发热，脉沉，里和无汗，故渍形以为汗。假令麻黄汤，是太阳证。头项痛，腰脊强，脉浮无汗，里和是也。在皮者，汗而发之也。《经》曰：治主以缓，治客以急，此之谓也。

麻黄汤　麻黄去节，五钱　桂枝三钱　甘草三钱，炙　杏仁去皮尖，炒，三十个

上㕮咀，都作一服，水煎，去滓，温服。

假令得肝脉，其外证善洁、面青、善怒，其三部脉俱弦而浮，恶寒里和谓清便自调也，麻黄汤内加羌活、防风各三钱，谓肝主风，是胆经受病。大便秘或泄下赤水无数，皆里不和也。假令得心脉，其外证面赤、口干、善笑，其尺寸脉俱浮而洪，恶寒里和谓清便自调也，麻黄汤内加黄芩、石膏各三钱，谓主心热，是小肠受病也。假令得脾脉，其外证面黄、善噫、善思、善味，尺寸脉俱浮而缓，里和恶寒，麻黄汤内加白术、防己各五钱，谓脾主湿，是胃经受病也。假令得肺脉，其外证面白、善嚏、悲愁不乐、欲哭，其尺寸脉俱浮而涩，里和恶寒，麻黄汤内加桂枝、生姜各三钱，谓肺主燥，是大肠受病也。假令得肾脉，其外证面黑、善恐，其尺寸脉俱浮而里和恶寒，麻黄汤内加附子、生姜，谓肾主寒，是膀胱受病也。

以上各五证，皆表之表，谓在皮者，急汗而发之也，皆腑受病。表之里者，下之当缓，谓随脏表证，外显尺寸脉俱浮，而复有里证，谓发热、饮水、便利赤涩，或泄下赤水，按之内实或痛，麻黄汤去麻黄、杏仁，与随脏元加药同煎，作五服。每下一证，初一服加大黄半钱，邪尽则止；未尽，第二服加大黄一钱；邪未尽，第三服加大黄一钱半；如邪未尽又加之，邪尽则止。此谓先缓而后急，是表之里证，下之当缓也。

麻黄附子细辛汤　麻黄半两，去根节　　细辛半两，去苗土
附子一钱二分半，炮裂，去皮脐

上㕮咀，都作一服，水煎去滓，温服。

假令得肝脉，其内证满闭、淋溲便难、转筋，其尺寸脉俱沉而弦，里和恶寒，肝经受病，麻黄附子细辛汤内加羌活、防风各三钱。假令得心脉，其内证烦心、心痛、掌中热而哕，其尺寸脉俱沉，里和恶寒，心经受病，加黄芩、石膏各三钱。假令得脾脉，其内证腹胀满、食不消、怠惰嗜卧，其尺寸脉俱沉，里和恶寒，脾经受病，加白术、防己各三钱。假令得肺脉，其内证喘咳，洒淅寒热，尺寸脉俱沉，里和恶寒，肺经受病，加生姜、桂枝各三钱。假令得肾脉，其内证泄如下重，足胫寒而逆，其尺寸脉俱沉，里和恶寒，肾经受病，更加附子、生姜各三钱。

以上五证，里之表也，宜渍形以为汗，皆脏受病也。里之里者，下之当急，谓随脏内证，已显尺寸脉俱

沉，复有里证者，谓大小便秘涩，或泄下赤水，或泻无数，不能饮食，不恶风寒，发热引饮，其脉俱沉，或按之内实而痛。此谓里实，宜速下之，麻黄附子细辛汤内去麻黄，与随脏元加药内，分作三服。每下一证，初一服加大黄三钱，邪尽则止；如邪未尽，再一服加大黄二钱；又未尽，第三服加大黄一钱。此先急而后缓，谓里之里也，当速下之也。

通解利伤寒，不问何经所受，皆能混然解之，谓不犯各经之受病，虽不解尽，亦无各经之坏证。

羌活汤　羌活二两　防风一两　川芎一两　黄芩一两细辛二钱半　甘黄一两，炒　黑地黄一两，炒　白术二两，如无用苍术加一两

上㕮咀，每服五七钱，水二盏，煎至一盏，无时温服清。如觉发热引饮，加黄芩、甘草各一两，更随证加，头痛，恶风，于白术汤一两内加羌活散三钱，都作一服。

羌活散　羌活一两半　川芎七钱　细辛根二两半如身热，依前加石膏汤四钱。

石膏汤　石膏二两　知母半两　白芷七钱如腹中痛者，加芍药散三钱。

芍药散　芍药二两　桂五钱如往来寒热而呕，加柴胡散二钱半。

柴胡散　柴胡根一两　半夏五钱，洗　加生姜煎。如心下痞，加枳实一钱，如有里证，加大黄，初一服一钱，

次二钱，又三钱，邪尽则止。

论曰：有汗不得服麻黄，无汗不得服桂枝。然春夏汗孔疏，虽有汗不当用桂枝，宜用黄芪汤和解，秋冬汗孔闭，虽无汗不当用麻黄，宜用川芎汤和解。春夏有汗，脉乃微而弱、恶风、恶寒者，乃太阳证秋冬之脉也，亦宜黄芪汤，无汗亦宜川芎汤；秋冬有汗，脉盛而浮、发热、身热者，乃阳明证春夏之脉也，亦宜黄芪汤，无汗亦宜川芎汤。大抵有汗者，皆可用黄芪汤；无汗者，亦可用川芎汤。

黄芪汤　有汗则可止也。

黄芪　白术　防风各等分

上㕮咀，每服五七钱，至十余钱或半两、一两，水煎，温服清。汗多、恶风甚者，加桂枝。

川芎汤　无汗则可发也。

川芎　白术　羌活各等分

上㕮咀，同黄芪汤煎法，稍热服。恶寒甚及脉大浮可加麻黄。

法云：五脏之脉，寸关尺也。今只言尺寸，阴阳也。如阳缓而阴急，里和而表病也。

若伤寒，食少，发渴，只可和胃止渴，不可太凉药止之。然恐凉药止之，损着胃气，必不能食也。

和胃白术汤　白术　茯苓

起卧不能，谓之湿，身重是也，小柴胡汤、黄芩芍药汤；起卧不能，眠睡不稳，谓之烦，栀豉汤、竹叶石膏汤。解利四时伤寒，混解六经，不犯禁忌。

大白术汤　白术_{二两}　防风_{一两}　羌活_{一两}　川芎_{一两}　黄芩_{五钱}　细辛_{三钱}　白芷_{一两半}　石膏_{二两}　知母_{七钱}　甘草_{五钱或一两}　枳实_{五钱，去穰}

上为粗末，每服半两，水一盏半，煎至一盏，大温服清，未解更一服，两服药滓又作一服。春倍防风、羌活；夏倍黄芪、知母；季夏雨淫，倍白术、白芷；秋加桂枝五钱；冬加桂枝八钱或一两。立夏之后至立秋处暑之间伤寒者，身多微凉，微有自汗，四肢沉重，谓之湿温，又谓之湿淫，宜苍术石膏汤。

苍术石膏汤　苍术_{半两}　石膏_{三钱}　知母_{一钱半}　甘草_{一钱}

上剉细，同和匀，都作一服，水两盏，煎至一盏，温服清。谓内有湿热也，多不欲饮水，如身热、脉洪、无汗、多渴者，是热在上焦，积于胸中，宜桔梗散治之。

桔梗散　薄荷_{一钱}　黄芩_{一钱}　甘草_{一钱}　桔梗_{半两}　连翘_{二钱}　山栀子_{一钱}

上剉，每服五钱，称半两，水煎，加竹叶。如大便秘结加大黄半钱。

热论第十四

论曰：有表而热者，谓之表热也；无表而热者，谓之里热也；有暴发而为热者，乃久不宣通而致也；有服温药过剂而为热者；有恶寒战慄而热者。盖诸热之属者，以火之象也。王注曰：百端之起，皆自心生。是以上善若水，下愚若火。治法曰：小热之气，凉以和之；大热之气，寒以取之；甚热之气，则汗发之，发之不尽，则逆治之，制之不尽，求其属以衰之。故曰：苦者以治五脏，五脏属阴而居于内；辛者以治六腑，六腑属阳而在于外。故内者下之，外者发之，又宜养血益阴，其热自愈，此所谓不治而治也。故不治谓之常治，治而不治谓之暴治。《经》所谓寒之而热者取之阴，热之而寒者取之阳，所谓求其属也。王注曰：益火之源，以消阴翳；壮水之主，以制阳光。此之谓也。

病有暴热者，病在心肺；有积热者，病在肾肝。暴热者，宜《局方》中雄黄解毒丸；积热者，宜《局方》中妙香丸。暴热上喘者，病在心肺，谓之高喘，木香金铃子散；上焦热而烦者，牛黄散；脏腑秘者，大黄牵牛散。上焦热无它证者，桔梗汤；有虚热，不能食而热者，脾虚也，宜以厚朴、白术、陈皮之类治之；有实热，能食而热者，胃实也，宜以栀子黄芩汤或三黄丸之类治之，郁金、柴胡之类亦是也；有病久憔悴，发热盗汗，谓五脏齐损，此热劳骨蒸病也，瘦弱虚烦，肠澼下血，皆蒸劳也，宜养血益阴，热自能退，当归、生地黄或钱氏地黄丸是也。

木香金铃子散　治暴热，心肺上喘不已。

大黄半两　　金铃子三钱　　木香三钱　　轻粉少许　　朴硝二钱

上为细末，柳白皮汤调下三钱或四钱，食后服，以利为度，喘止即止。

牛黄散　治上焦热而烦，不能睡卧。

栀子半两　　大黄半两　　郁金半两　　甘草二钱半

上为细末，每服五钱，水煎温服，食后，微利则已。

大黄牵牛散　治相火之气游走脏腑，大便秘结。

大黄一两　　牵牛头末，五钱

上为细末，每服三钱。有厥冷，用酒调三钱；无厥冷而手足烦热者，蜜汤调下，食后，微利为度，此谓不时而热者，湿热也。

地黄丸　治久新憔悴，寝汗发热，五脏齐损，瘦弱虚烦，肠澼下血，骨蒸，痿弱，无力，不能运动。

熟地黄一两　　山茱萸四钱　　干山药四钱　　牡丹皮　　白茯苓　　泽泻各三钱

上为细末，炼蜜为丸，如桐子大，每服五十丸，空心，温酒送下。如烦渴、皮肤索泽，食后煎服防风饮子，空心服地黄丸。

防风当归饮子　柴胡　　人参　　黄芩　　甘草各一两　　大黄　　当归　　芍药各半两　　滑石三两

上为粗末，每服五钱，水一盏半，生姜三片，同煎至七分，去渣温服。如痰实咳嗽，加半夏；如大便黄、米谷完出，惊悸、溺血、淋闭，咳血、衄血，自汗，头痛，积热肺痿，后服大金花丸。

金花丸[①]　黄连　黄柏　黄芩　山栀子各一两

上为细末，滴水为丸，如小豆大，每服一百丸，温水下，日二三服。或大便实，加大黄；自利，不用大黄，如中外有热者，此药作散㕮服，名解毒汤；或腹满呕吐，欲作利者，每服半两，解毒汤中加半夏、茯苓、厚朴各三钱，生姜三片；如白脓下利后重者，加大黄三钱。

凉膈散　加减附于后。

连翘　山栀子　大黄　薄荷叶　黄芩各半两　甘草一两半　朴硝二钱半

上件为粗末，每服半两，水一盏半，煎至一盏，去滓，入蜜一匙微煎，温服，食后。咽嗌不利、肿痛，并涎嗽者，加桔梗一两、荆芥穗半两；咳而呕者，加半夏二钱半，生姜煎；鼻衄、呕血者，加当归、芍药、生地黄各半两一料内；如淋闭者，加滑石四两、茯苓一两。或闭而不通，脐下状如覆碗，痛闷不可忍者，乃肠胃干涸，膻中气不下故。《经》所谓膀胱者，州都之官，津液藏焉，气化则能出矣。故膻中者，臣使之官，名三焦相火，下合右肾，为气海也。王注曰：膀胱，津液之府，胞内居之，小腹处间毛内，藏胞器者。得气海之气

---

① 金花丸：怀德堂本作"大金花丸"。

旋化，则溲便注泄；气海之气不及，则闭隐①不通，故不得便利也。先用木香、沉香各三钱，酒调下，或八正散；甚则宜上涌之，令气通达，小便自通。《经》所谓病在下，取之上。王注曰：热攻于上，不利于下，气盛于上，则温辛散之，苦以利之。

当归承气汤　当归　大黄各一两　甘草半两　芒硝九钱

上剉，如麻豆大，每服二两，水一大碗，入生姜五片、枣十枚，同煎至半碗，去滓，热服。如阳狂奔走骂詈，不避亲疏，此阳有余，阴不足，大黄、芒硝去胃中实热；当归补血益阴；甘草缓中；加生姜、枣，胃属土，此引至于胃中也。《经》所谓微者逆之，甚者从之，此之谓也，以大利为度。微缓，以瓜蒂散加防风、藜芦吐其病立愈，后调②洗心散、凉膈散、解毒汤等药调治之。

牛黄膏　治热入血，发狂不认人。

牛黄二钱半　朱砂三钱　脑子一钱　郁金三钱　甘草一钱牡丹皮三钱

上为细末，炼蜜为丸，如皂子大，新水化下。

治暴热者，《局方》中雄黄解毒丸。治久热者，《局方》中妙香丸。治虚劳骨蒸、烦热下血者，钱氏地黄丸。治虚热不能食者，脾虚也，宜以厚朴、白术、陈皮

---

① 隐：怀德堂本、六书本作"涩"。
② 调：怀德堂本"调"后有一"发"字。

之类治之。治实热能食者，胃实也，宜以栀子、黄芩或三黄丸之类治之，郁金、柴胡亦可。治表热恶寒而渴，白虎汤也。治肤如火燎而热，以手取之不甚热，肺热也，目白、睛赤、烦躁，或引饮，独黄芩一味主之，水煎。两胁下肌热，脉浮弦者，柴胡饮子主之。两胁肋热，或一身尽热者，或日晡肌热者，皆为血热也，四顺饮子主之。夜发热，主行阴，乃血热也，四顺、桃仁承气选用，当视其腹痛、血刺痛与有表入里，腹中转失气、燥结之异。昼则明了，夜则谵语，四顺饮子证，与桃仁承气相似，不可不辨也。发热虽无胁热，亦为柴胡证。昼则行阳二十五度，气药也，大抵柴胡，夜则行阴二十度，血药也，大抵四顺饮子。

内伤论第十五

论曰：人之生也，由五谷之精，化五味之备，故能生形。《经》曰：味归形，若伤于味，亦能损形，今饮食反过其节，肠胃不能胜，气不及化，故伤焉。《经》曰：壮火食气，气食少火；壮火散气，少火生气。《痹论》曰：饮食自倍，肠胃乃伤。或失四时之调养，故能为人之病也。《经》曰：气口紧而伤于食。心胸满而口无味，与气口同。气口者，乃脾之外候，故脾胃伤则气口紧盛。夫伤者，有多少，有轻重。如气口一盛，脉得六至，则伤于厥阴，乃伤之轻也，槟榔丸主之；气口二盛，脉得七至，则伤于少阴，乃伤之重也，煮黄丸、厚朴丸主之；气口三盛，脉得八至，则伤于太阴，膜塞闷乱，甚则心胃大痛，兀兀欲吐，得吐则已，俗呼"食迷风"是也。《经》曰：上部有脉，下部无脉，其人当吐，不吐则死。宜吐之以瓜蒂散，如不能则无治也。《经》曰：其高者，因而越之；其下者，引而竭之，是也。

槟榔丸　槟榔一钱半　陈皮去白，一两　木香二钱半　牵牛头末，半两

上为细末，醋糊为丸，如桐子大，每服十五丸至二十丸，米饮下，生姜汤亦可。

煮黄丸　雄黄一两，另研　巴豆五钱，生用，去皮研烂，入雄黄末

上二味再研，入白面二两，同和再研匀，滴水为丸，如桐子大，每服时先煎浆水令沸，下药二十四丸，煮三十沸，捞入冷浆水中，沉水冷，一时下二丸，一日二十四丸也。加至微利为度，用浸药水送下。此药治胁下痃癖痛，如神。

瓜蒂散　瓜蒂三钱　赤小豆三钱

上为细末，温水调一钱，以吐为度，如伤之太重，备急丸、独行丸，皆急药也。

金露丸　治天行时疾，内伤饮食，心下痞闷。

大黄二两　枳实五钱，麸炒　牵牛头末，二两　桔梗二两

上同为细末，烧饭为丸，如桐子大，每服三五十丸，食后温水下，如常服，十丸二十丸甚妙。

枳实丸 治气不下降，食难消化，常服进食逐饮。

枳实五钱，麸炒　白术一两

上为细末，烧饭为丸，如桐子大，每服五十丸，米饮下。治饮食不化，心腹膨闷，槟榔丸主之；如甚则胁肋虚胀，煮黄丸主之；治气不下降，饮食难消，金露丸主之。

诸疟论第十六

《经》曰：夏伤于暑，秋必痎疟。盖伤之浅者，近而暴发；伤之重者，远而痎疟。痎者，久疟也。是知夏伤于暑，湿热闭藏，而不能发泄于外，邪气内行，至秋而发为疟也。初不知何经受之，随其动而取之。有中三阳者，有中三阴者。大抵经中邪气，其证各殊，同伤寒论之也。故《内经》曰：五脏皆有疟，其治各别。在太阳经者，谓之风疟，治多汗之；在阳明经者，谓之热疟，治多下之；在少阳经者，谓风热疟，治多和之。此三阳受病，皆谓之暴疟，发在夏至后处暑前，此乃伤之浅者，近而暴也。在阴经则不分三经，总谓之湿疟，当从太阴经论之，其病发在处暑后冬至前，此乃伤之重者，远而为痎，痎者老也，故谓之久疟，气居西方，宜毒药疗之。疟之为病，因内积暑热之气，不能宣泄于外，而为疟也。当盛夏之时，能食寒凉之物，而助阴气者，纵使有暑热之气，微者自消矣，更时复以药疏利脏腑，使邪气自下。王注曰：春食凉，夏食寒……秋食温，冬食热。是谓春夏养阳，秋冬养阴。人能于饮食起居之间，顺四时之气而行之，邪气何由得生也。

治疟病，处暑前，头痛项强，脉浮，恶风有汗，桂枝羌活汤主之。

桂枝　羌活　防风　甘草炙，各半两

上为粗末，每服半两，水一盏半，煎至一盏，温服清，迎发而服之。如吐者，加半夏曲等分。

治疟病，头痛项强，脉浮，恶风无汗者，麻黄羌活汤主之。

麻黄去节　羌活　防风　甘草炙，各半两　同前服。如吐者，加半夏曲等分。

治法疟如前证而夜发者，麻黄桂枝汤主之。

麻黄一两，去节　甘草三钱，炙　桃仁三十个，去皮尖　黄芩五钱　桂枝三钱

上五味同为细末，依前服。桃仁味苦甘辛。肝者血之海，血聚则肝气燥，《经》所谓肝苦急，急食甘以缓之，故桃仁散血缓肝。谓邪气深远而入血，故夜发，乃阴经有邪。此汤发散血中风寒之剂。

治疟病，身热目痛，热多寒少，脉长，睡卧不安，先以大柴胡汤下之，微利为度。如下过，外微邪未尽者，宜服白芷汤，以尽其邪。

白芷一两　知母一两七钱　石膏四两

上为粗末，同前煎服。

治疟无他证，隔日发，先寒后热，寒少热多，宜桂枝石膏汤主之。

桂枝五钱　石膏一两半　知母一两　半黄芩一两

上为粗末，分作三服，每服水一盏，同前煎服。间日者，邪气所舍深也。

治疟寒热大作，不论先后，此太阳阳明合病也，谓之交争，寒作则必战动，《经》曰：热胜而动也；发热则必汗泄，《经》曰：汗出不愈，知为热也。阳盛阴虚之证，当内实外虚，不治必传入阴经也，桂枝芍药汤主之。

桂三钱　黄芪二两　知母一两　石膏一两　芍药一两

上为粗末，每服五七钱至半两，水煎如前药服之。寒热转大者，知太阳、阳明、少阳三阳合病也，宜用桂枝黄芩汤和之。

柴胡一两二钱　黄芩四钱半　人参四钱半　半夏四钱　甘草四钱半　石膏五钱　知母五钱　桂二钱

上为粗末，依前服之。服药已，如外邪已罢，内邪未已，再诠①下药：从卯至午时发者，宜以大柴胡汤下之；从午至申时发者，知其邪气在血也，宜以桃仁承气汤主之②。前项下药，微利为度，以小柴胡汤彻其微邪之气。立秋之后及处暑前发疟，渐瘦不能食者，谓之痎

---

① 诠：《说文》："诠，备也。"
② 从午至……主之：原脱，据六书本和怀德堂本补。

疟，此邪气深远而中阴经，为久疟也。

治久疟不能饮食，胸中郁郁如吐，欲吐不能吐者，宜吐则已，当以藜芦散、雄黄散吐之。

藜芦散 大藜芦末，半钱 温齑水调下，以吐为度。

雄黄散 雄黄 瓜蒂 赤小豆各一钱

上为细末，每服半钱，温齑水调下，以吐为度。

治秋深久疟，胃中无物，又无痰癖，腹高而食少，俗谓疟气入腹，宜苍术汤主之。

苍术四两 草乌头一钱 杏仁三十个

上为粗末，都作一服，水三升，煎至一半，均作三服，一日服尽，迎发而服。

《局方》中七宣丸，治疟之圣药也。《局方》中神效饮子，乃疟疾之圣药也，又名交结饮子。

吐论第十七

论曰：吐有三，气、积、寒也，皆从三焦论之。上焦在胃口，上通于天气，主纳而不出；中焦在中脘，上通天气，下通地气，主腐熟水谷；下焦在脐下，下通地气，主出而不纳。是故上焦吐者，皆从于气，气者，天之阳也，其脉浮而洪，其证食已暴吐，渴欲饮水，大便燥结，气上冲而胸发痛，其治当降气和中；中焦吐者，皆从于积，有阴有阳，食与气相假为积而痛，其脉浮而匿，其证或先痛而后吐，或先吐而后痛，治法当以毒药去其积，槟榔、木香行其气；下焦吐者，皆从于寒，地道也，其脉沉而迟，其证朝食暮吐，暮食朝吐，小便清利，大便秘而不通，治法当以毒药通其闭塞，温其寒气，大便渐通，复以中焦药和之，不令大便秘结而自愈也。

治上焦气热上冲，食已暴吐，脉浮而洪，宜先和中，桔梗汤主之。

桔梗_{一两半}　半夏曲_{二两}　陈皮_{一两，去白}　枳实_{一两，麸炒}　白茯苓_{一两，去皮}　白术_{一两半}　厚朴_{一两，姜制，炒香}

上咬咀，每服一两，水一盏，煎至七分，取清温服，调木香散二钱，隔夜空腹食前服之。三服之后，气渐下，吐渐止，然后去木香散加芍药二两、黄芪一两半，每料中扣算加上件分两，依前服之。病愈则已，如大便燥结，食不尽下，以大承气汤去硝微下之，少利为度，再服前药补之；如大便复结，又依前再微下之。

木香散　木香　槟榔_{各等分}

上为细末，前药调服。

治暴吐者，上焦气热所冲也。《经》曰：诸呕吐酸，暴注下迫，皆属于热。脉洪而浮者，荆黄汤主之。

荆芥穗_{一两}　人参_{五钱}　甘草_{二钱半}　大黄_{三钱}

上为粗末，都作一服，水二盏，煎至一盏，去滓，调槟榔散二钱，空心服。

槟榔散　槟榔_{二钱}　木香_{一钱半}　轻粉_{少许}

上为细末，用前药调服。如为丸亦可，用水浸，蒸饼为丸，如小豆大，每服二十丸，食后服。

治上焦吐，头发痛，有汗，脉弦，青镇丸主之。

柴胡_{二两，去苗}　黄芩_{七钱半}　甘草_{半两}　半夏_{汤洗，半两}
青黛_{二钱半}　人参_{半两}

上为细末，姜汁浸，蒸饼为丸，如桐子大，每服五十丸，生姜汤下，食后服。

白术汤　治胃中虚损及痰而吐者。

半夏曲_{半两}　白术_{一钱}　槟榔_{二钱半}　木香_{一钱}　甘草_{一钱}　茯苓_{二钱}

上六味，同为细末，每服二钱，煎生姜汤调下，食前。吐而食，脉弦者，肝盛于脾而吐，乃由脾胃之虚，宜治风安脾之药。

金花丸　半夏_{汤洗，一两}　槟榔_{二钱}　雄黄_{一钱半}

上为细末，姜汁浸，蒸饼为丸，如桐子大，小儿另丸，生姜汤下，从少至多，渐次服之，以吐为度。羁绊于脾，故饮食自下。

紫沉丸　治中焦吐食，由食积与寒气相假，故吐而痛，宜服之。

半夏曲_{三钱}　乌梅_{二钱，去核}　代赭石_{三钱}　杏仁_{一钱，去皮尖}　缩砂仁_{三钱}　丁香_{二钱}　沉香_{一钱}　槟榔_{二钱}　木香_{一钱}　陈皮_{五钱}　白豆蔻_{半钱}　白术_{一钱}　巴豆霜_{半钱，另研}

上为细末，入巴豆霜令匀，醋糊为丸，如黍米大，每服五十丸，食后生姜汤下，吐愈则止。小儿另丸，治小儿食积吐食亦大妙。

一法治翻胃吐食，用橘皮一个，浸少时，去白，裹生姜一块，面裹纸封，烧令熟，去面，外生姜为三番，并橘皮煎汤，下紫沉丸一百丸，一日二服，得大便通，至不吐则止。此主寒、积、气皆可。

治呕吐，腹中痛者，是无积也。胃强而干呕，有声无物；脾强而吐食，持实系强，是以腹中痛，当以木香白术散和之。

木香一钱　白术半两　半夏曲一两　槟榔二钱　茯苓半两
甘草四钱

上为细末，浓煎生姜芍药汤调下一二钱。有积而痛，手按之愈痛；无积者，按之不痛。

治下焦吐食，朝食暮吐，暮食朝吐，大便不通，宜附子丸。

附子炮，五钱　巴豆霜一钱　砒半钱，研细

上同研极细，熔黄蜡为丸，如桐子大，每服一二丸，冷水送下，利则为度，利后更服紫沉丸，常服不令再闭。

厚朴丸　　主反胃吐逆，饮食噎塞，气上冲心，腹中诸疾。加法在后。

厚朴二两半　黄连二两半　紫菀去土苗　吴茱萸汤洗七次
菖蒲　柴胡去苗　桔梗　皂角去皮弦子，炙　茯苓去皮　官桂刮　干姜炮，各二两　人参二两　蜀椒二两，去目闭口者，微炒出汗
川乌头炮裂，去皮脐，二两半，减半更妙

上为细末，入巴豆霜一两和匀，炼蜜和丸为剂，旋

丸桐子大，每服三丸，渐次加至以利为度，生姜汤下，食后临卧服。此药治疗与《局方》温白丸同，及治处暑以后、秋冬间脏腑下利大效。春夏再加黄连二两；秋冬再加厚朴二两。

治风痫病不能愈者，从厚朴丸，依春秋加添外，又于每料中加人参、菖蒲、茯苓各一两半。上依前法和剂服饵。治反胃，又大便不通者，是肠胜胃也，服《局方》中半硫丸一二百丸，如大便秘，用后药：

附子_{半两}　巴豆_{二枚}　砒_{一豆许}

上为极细末，生姜糊为丸，如绿豆大，每服一丸，白汤下。

霍乱论第十八

论曰：医之用药，如将帅之用兵。《本草》曰：良医不能以无药愈疾。犹良将无兵，不足以胜敌也，故用药如用兵。转筋霍乱者，治法同用兵之急，不可缓也。故吐泻不止者，其本在于中焦。或因渴大饮，或因饮而过量，或饥而饱甚，或湿内甚，故阴阳交而不和，是为吐泻。仲景曰：邪在上焦则吐，邪在下焦则泻，邪在中焦则既吐且泻。此为急病也。然吐利为急，十死其一二；如挥霍撩乱而不得吐泻，此名干霍乱，必死。法曰：既有其入，必有所出。今有其入，而不得其出者，否也，塞也。故转筋吐泻者，其气有三：一曰火，二曰风，三曰湿。吐为喝，热也。王注曰：炎热薄烁，心之气也。火能炎上，故吐也。泻为湿也。叔和云：湿多成五泄。《内经》曰：湿胜则濡泄。又曰：风胜则动，筋属肝而应于风木，故脚转筋燥急也。《内经》曰：诸转反戾，水液浑浊，皆属于热。故仲景治法曰：热多欲饮水者，五苓散主之；寒多不用水者，理中丸主之。凡觉此证，或先五苓、益元、桂苓甘露饮，乃吐泻之圣药也，慎勿与粟米粥汤，谷入于胃则必死。《本草》曰：粟米味咸，微寒无毒，主养胃气，去脾胃中热，益气。霍乱者，脾胃极损，不能传化，加以粟米，如人欲毙更以利刀锯其首，岂有能生者邪？如吐泻多时，欲住之后，宜微以粥饮渐渐养之，以迟为妙。

半夏汤　治霍乱转筋，吐泻不止。

半夏曲　茯苓　白术各半两　淡桂二钱半　甘草炙，二钱半

上为细末，渴者，凉水调下，不渴者，温水调下，不拘时候。

五苓散　白术　茯苓　木猪苓各一两半　泽泻二两半　桂枝一两

上为细末，冷水调下，或水煎三沸，冷服亦得。

理中丸　白术　人参　干姜　甘草各等分

上为细末，炼蜜为丸，如弹子大，每服一丸，冷水化下。如吐泻不止，身出冷汗无脉者，可服后泻痢论中浆水散兼桂枝汤、白术汤，皆可用。后痢门中药，亦可

选用。凡霍乱，不可饮热白米汤，饮之死，必不救，切须慎之。

泻痢论第十九

论曰：脏腑泻痢，其证多种，大抵从风湿热论，是知寒少而热多，寒则不能久也，故曰暴泻非阳，久泻非阴。论曰：春宜缓形。形缓动则肝木乃荣，反静密则是行秋令，金能制木，风气内藏。夏至则火盛而金去，独火木旺而脾土损矣，轻则飧泄、身热、脉洪、谷不能化，重则下利、脓血稠粘，皆属于火。《经》曰：溲而使脓血，知气行而血止也。宜大黄汤下之，是为重剂；黄芩芍药汤为之轻剂。是实则泻其子，木能自虚而脾土实矣。故《经》曰：春伤于风，夏必飧泄，此逆四时之气，人所自为也。有自太阴脾经受湿而为水泄、虚滑、微满、身重、不知谷味，假令春，宜益黄散补之；夏宜泻之。法云：宜补、宜泻、宜和、宜止。假令和，则芍药汤是也；止，则诃子汤是也；久则防变而为脓血。脾经传肾，谓之贼邪，故难愈；若先痢而后滑谓之微邪，故易痊。此皆脾土受湿，天行为也，虽圣智不能逃。口食味，鼻食气，从鼻而入，留积于脾，而为水泻。有厥阴经动，下利不止，其脉沉而迟，手足厥逆，涕唾脓血，此为难治，宜麻黄汤、小续命汗之，法曰：谓有表邪缩于内，当散表邪而愈。有暴下无声，身冷自汗，小便清利，大便不禁，气难布息，脉微呕吐，急以重药温之，浆水散是也。故法云：后重则宜下，腹痛则宜和，身重则除湿，脉弦则去风。血脓稠粘，以重药竭之；身冷自汗，以毒药温之；风邪内缩，宜汗之则愈；鹜溏为痢，当温之。又云：在表者发之；在里者下之；在上者涌之；在下者竭之；身表热者，内疏之；小便涩者，分利之。又曰：盛者和之，去者送之，过者止之。《兵法》云：避其来锐，击其惰归，此之谓也。凡病泄而恶风寒，是太阴传少阴，土来克水也，用除湿白术、茯苓安脾；芍药、桂、黄连破血也。火邪不能胜水也。太阴经不能传少阴，而反火邪上乘肺经，而痢必白脓也，加黄连、当归之类。又里急后重，脉大而洪实，为里热而甚蔽，是有物结坠也。若脉浮大甚，不宜下。虽里急后重，而脉沉细弱者，谓寒邪在内而气散也，可温养而自愈。里急后重闭者，大肠经气不宣通也，宜加槟榔、木香宣通其气。如痢或泄而呕者，胃中气不和也，上焦不和，治以生姜、橘皮；中焦不和，治以芍药、当归、桂、茯苓；下焦不和，寒治以轻热，甚以重热药。大便虚秘，涩久不愈，恐太阴传少阴，多传变为痢，太阴传少阴，是谓贼邪，先以枳实厚朴汤，以防其变。若四肢懒倦，小便少或不利，大便走，沉困，饮食减，宜调胃去湿，白术、芍药、茯苓三味，水煎服。以白术之甘能入胃，而除脾胃之湿；芍药之酸涩，除胃中之湿热、四肢困；茯苓之淡泄，能通水道走湿。此三味，泻痢须用此。如发热、恶寒、腹不痛，加黄芩为主，如未见脓血而恶寒，乃太阴欲传少阴，加黄连为主，桂枝佐之；如腹痛甚者，加当归，倍芍药；如见血，加黄连为主，桂、当归佐之；如躁烦，或先便白脓后血，或发热，或恶寒，非黄芩不止，此上部血也；如恶寒，脉沉，或腰痛，或血痢下痛，非黄连不能止，此中部血也；如恶寒，脉沉，先血后便，非地榆不能止，此下部血也；如便脓血相杂，而脉浮大，慎不可以大黄下之，下之必死，谓气下竭也，而阳无所收也。凡阴阳不和，唯可以分阴阳药治之。又云暴泄非阴，久泄非阳。大便完谷下，有寒有热者，脉疾身多动，音声响亮，暴注下迫，此阳也；寒者脉沉而细疾，身不动作，目睛不甚了了，饮食不下，鼻准气息者，姜附汤主之。若身重四肢不举，术附汤主之。

黄芩芍药汤　治泻痢腹痛，或后重身热，久而不愈，脉洪疾者，及下利脓血稠粘。

黄芩　芍药各一两　甘草五钱

上为粗末，每服半两，水一盏半，煎至一盏，滤清温服，无时。如痛则加桂少许。

大黄汤　治泻痢久不愈，脓血稠粘，里急后重，日夜无度，久不愈者。

大黄一两

上细剉，好酒二大盏，同浸半日许，再同煎至一盏半，去大黄不用，将酒分为二服，顿服之。痢止一服，如未止再服，以利为度，服芍药汤以和之，痢止再服黄芩汤和之，以彻其毒也。

芍药汤　下血调气。《经》曰：溲而便脓血，气行而血止。行血则便自愈，调气则后重除。

芍药一两　当归半两　黄连半两　槟榔二钱　木香二钱　甘草二钱，炙　大黄三钱　黄芩半两　官桂一钱半

上㕮咀，每服半两，水二盏，煎至一盏，食后温服清。如血痢则渐加大黄；如汗后脏毒，加黄柏半两，依前服。

白术黄芪汤　服前药，痢虽已除，犹宜此药和之。

白术一两　黄芪七钱　甘草三钱

上㕮咀，匀作三服，水一盏半，煎至一盏，去滓，温清服之。

防风芍药汤　治泻痢飧泄，身热脉弦，腹痛而渴，及头痛微汗。

防风　芍药　黄芩各一两

上㕮咀，每服半两或一两，水三盏，煎至一盏，滤清温服。

治太阴脾经受湿，水泄注下，体微重微满，困弱无力，不欲饮食，暴泄无数，水谷不化，先宜白术芍药汤和之，身重暴下，是大势来，亦宜和之。

白术芍药汤　白术一两　芍药一两　甘草五钱

上剉，每服一两，水二盏，煎至一盏，滤清温服。如痛甚者，宜苍术芍药汤。

苍术二两　芍药一两　黄芩半两

上剉，每服一两，加淡味桂半钱，水一盏半，煎至一盏，温服清。如脉弦、头微痛者，宜苍术防风汤。

苍术　防风各二两　上使

上剉，同前煎服。如下血者，宜苍术地榆汤。

苍术二两　地榆一两　下使

上剉，同前煎服。

以上证，如心下痞，每服各加枳实一钱；如小便不利，各加茯苓二钱；如腹痛渐已，泻下微少，宜诃子散止之。法云：大势已去，而宜止之。

诃子散　诃子一两,半生半熟　木香半两　黄连三钱　甘草三钱

上为细末，每服二钱，以白术芍药汤调下。如止之不已，宜归而送之也，诃子散加厚朴一两，竭其邪气也。虚滑久不愈者，多传变为痢疾，太阴传于少阴，是为鬼邪，先以厚朴枳实汤，防其传变。

厚朴枳实汤　厚朴一两　枳实一两　诃子一两,半生半熟　木香半两　黄连二钱　甘草三钱,炙　大黄二钱

上为细末，每服三五钱，水一盏半，煎至一盏，去滓温服。

浆水散　治暴泄如水，周身汗出，一身尽冷，脉微而弱，气少而不能语，其甚者加吐，此谓急病，治之宜以此。

半夏二两,汤洗　附子半两,炮　干姜五钱　良姜二钱半

桂_{五钱}　甘草_{五钱，炙}

　　上为细末，每服三五钱，浆水二盏，煎至一盏，和
滓热服。甚者三四服，微者三服。太阳经动，下利为鹜
溏，大肠不能禁固，卒然而下，成小泊光色，其中或有
硬物，欲起而又下，欲了而不了，小便多清，此寒也，
宜温之，春夏桂枝，秋冬白术汤。

　　桂枝汤　桂枝　白术　芍药_{各半两}　甘草_{二钱，炙}

　　上到，每服半两，水一盏，煎至七分，去滓取清，
宜温服之。

　　白术汤　白术　芍药_{各三钱}　干姜_{半两，炮}　甘草_{二钱，}
_炙

　　上到为粗末，如前服之。甚则去干姜加附子三钱，
辛能发也。

　　治厥阴动为泻痢者，寸脉沉而迟，手足厥逆，下部
脉不至，咽喉不利，或涕唾脓血，泻痢不止者，为难
治，宜升麻汤或小续命汤以发之。法云：谓表邪缩于
内，故下利不止。当散表邪于四肢，布于络脉，外无其
邪，则脏腑自安矣。治水积入胃，名曰溢饮，滑泄，渴
能饮水，水下复泻而又渴。此无药证，当灸大椎。

　　诸泻痢久不止，或暴下者，皆太阴受病，故不可离
于芍药；若不受湿，不能下利，故须用白术。是以圣人
立法，若四时下利，于芍药、白术内，春加防风，夏加
黄芩，秋加厚朴，冬加桂附。然更详外证寒热处之，如
里急后重，须加大黄；如身困倦，须加白术；如通身自

汗，逆冷，气息微，加桂附以温之；如或后重，脓血稠粘，虽在盛冬，于温药内亦加大黄。

诸下利之后，小便利而腹中虚痛不可忍者，此谓阴阳交错，不和之甚也，当服神效越桃散。

大栀子_{三钱}　高良姜_{三钱}

上和匀，每服三钱，米饮或酒调下，其痛立效。

治大便后下血，腹中不痛，谓之湿毒下血，宜服黄连汤。

黄连_{去须}　当归_{各半两}　甘草_{二钱，炙}

上哎咀，每服五钱，水一盏，煎至七分，食后温服。

治大便后下血，腹中痛者，谓热毒下血，当服芍药黄连汤。

芍药　当归　黄连_{各半两}　大黄_{一钱}　桂_{淡味，半钱}　甘草_{二钱，炙}

上哎咀，每服半两，同前煎服。如痛甚者，调木香、槟榔末一钱服之。

治久病肠风，痛痒不任，大便下血，宜服地榆汤。

苍术_{去皮，四两}　地榆_{二两}

上哎咀，每服一两，水一盏，煎至七分，食前。多服除根。

治湿泻，茯苓汤。

白术_{一两}　茯苓_{去皮，七钱半}

上哎咀，水煎一两，食前服。食入而泻，谓胃中有宿谷也，当加枳实五钱；酒入而泻，湿热泻也，加黄芩五钱。治寒积痢，男子、小儿、妇人皆不问赤白或清痢如水，不后重者，寒也。《经》云：澄澈清冷，皆属于寒。此为虚寒中有积也，宜附子、巴豆之类下之，见利则愈，空心服。

治泻痢久，脏腑不止，虚滑、谷不化，用苍术汤下桃花丸。

苍术二两　防风一两

上剉为细末，用水一碗，煎至一大盏，绞清汁，下桃花丸八十丸，立愈。如小便涩少，以五苓散下桃花丸，或赤石脂丸，小便利则愈矣。

太阳为胁热痢，凉膈散主之。

阳明为痼瘕，进退大承气汤主之。《珍珠囊》中有少阳风气自动，其脉弦，大柴胡汤主之。太阴湿胜濡泻，不可利而可温，四逆汤主之。少阴蛰封不禁固，可涩，赤石脂丸、干姜汤主之。

厥阴风泄，以风治风，小续命汤、消风散主之。

治下利脓血，里急后重，日夜无度，导气汤。

芍药一两　当归五钱　大黄　黄芩各二钱半　黄连　木香各一钱　槟榔一钱

上为末，每服三五钱，水一盏，煎至七分，去滓温服。如未止，再服，不后重则止。

杂例

溲而便脓血者，小肠泄也。脉五至之，上洪者，宜以七宣丸；如脉平者，立秋至春分，宜香连丸；春分至立秋，宜芍药檗皮；四季通用，宜加减平胃散、七宣丸之类，后宜服此药，去其余邪，兼平胃气。

芍药檗皮丸　芍药　黄檗各等分

上为细末，醋糊为丸，如桐子大，每服五七十丸至二百丸，温水下，食前服。

加减平胃散　白术　厚朴　陈皮各一两　甘草七钱　槟榔三钱　木香三钱　桃仁　黄连　人参　阿胶各半两　白茯苓去皮，半两

上为细末，同平胃散煎服。血多加桃仁；泄加黄连；小便涩加茯苓；气不下、后重，加槟榔、木香；腹痛加芍药、甘草；脓加阿胶；湿加白术；脉洪加大黄。四时以胃气为本，久下血痢，则脾虚损而血不流于四肢，入于胃中为血，宜滋养脾胃则愈。

夫五泄者之病，其治法各不同者，外证各异也。胃泄者，饮食不化，多黄，承气汤下；脾泄者，腹胀满，泄注，食即呕，吐逆，建中及理中汤；大肠泄者，食已窘迫，大便色白，肠鸣切痛，干姜及附子汤；小肠泄者，溲便脓血，少腹痛，承气汤；大瘕泄者，里急后重，数至圊而不能便，足少阴是也，茎中痛，急利小便。此五泄之病也，胃、小肠、大瘕三证，皆清凉饮子主之，其泄自止；后厥阴、少阴二证，另有治法。厥阴证而加甘草，谓主茎中痛，是肝也。《内经》曰：肝苦急，急食甘以缓之。少阴经证，多里急后重，故加大

黄，令急推过，物去则轻矣。《内经》曰：因其重而减之。又曰：其下者，引而竭之。又有太阴、阳明二经证，当进退大承气主之。太阴证，不能食也，当先补而后泻之，乃进药法也。先煎厚朴半两，俱依本方加制，水一盏半，煎至一半服；若三两服后未已，谓有宿食不消，又加枳实二钱同煎服；三两服泄又未已，如稍加食，尚有热毒，又加大黄三钱推过，泄止住药；如泄未止，谓肠胃有久尘垢滑粘，加芒硝半合，宿垢去尽则愈矣。阳明证，能食是也；当先泻而后补，谓退药法也。先用大承气汤五钱，水一盏，依前法煎至七分，稍热服。如泄未止，去芒硝，后稍热退，减大黄一半，煎两服；如热气虽已，其人必腹满，又减去大黄，枳实厚朴汤又煎三两服；如腹胀满退，泄亦自愈，后服厚朴汤数服则已。

又寒热水泄之例于后。泄者一也，总包五法，谓之六义，曰六解。《难经》有伤寒五泄，叔和云：湿多成五泄，仲景解四经泻痢，有不可汗，有不可下者，可吐可灸者，仲景随经自言之。假令渴引饮者，是热在膈上，水多入，则下膈入胃中，胃经本无热，不胜其水，名曰水恣，故使米谷一时下，此证当灸大椎三五壮立已，乃泻督也。如用药，乃使车前子、雷丸、白术、茯苓之类，可选用之，五苓散亦可。又有寒泄者，大腹满而泄；又有鹜溏者，是寒泄也；鸭溏者，大便如水，中有少结粪者是也。如此者，当用天麻、附子、干姜之类是也。

又法曰：泄有虚实寒热。虚则无力更衣，不便已泄出，谓不能禁固也；实则数至圊而不能便，俗云虚坐努责是也。里急后重，皆依前法进退大承气汤主之。一说《素问》云：春伤于风，夏必飧泄。又云：久风为飧泄者，乃水谷不化而完出尔，非水入胃而成此证，非前水恣也。此一证，不饮水而谷完出，名曰飧泄，治法于后。先以宣风散导之，出钱氏方中，四味者是也，后服苍术防风汤。

苍术防风汤　苍术_{去皮，四两}　麻黄_{去根节，四两}　防风_{去芦头，五钱}

上为粗末，每服一两，生姜七片，水二盏，煎至一盏，去滓温服。泄止后，服椒术丸。

苍术_{二两}　小椒_{一两，去目，炒}

上为极细末，醋糊为丸，如桐子大，每服二十丸或三十丸，食前，温水下。一法，恶痢久不愈者，加桂；如小儿病，丸如黍米大。

治泻痢脓血，乃至脱肛，地榆芍药汤。

苍术_{一两}　地榆_{二两}　卷柏_{三两}　芍药_{三两}

上㕮咀，每服一两，水一大盏半，煎至一半，温服清，病退药止。

五泄伤寒，乃分三节：初说暴，次说中，后说久泄。此说在《难经》二十二难，是三节内包十五法，初以暴药；中以的对证药，后疾得中也；末治九泄法，仲景论厥阴经治法是也。

治久泄法，先进缩煎小续命汤，是发其汗，使邪气不能侵于内，然后治其痢，秋冬间下痢风，《吐论》中加减厚朴丸大效。

凡脏腑之秘，不可一例治疗。有虚秘，有实秘。胃实而秘者，能饮食，小便赤，当以麻仁丸、七宣丸之类主之；胃虚而秘者，不能饮食，小便清利，厚朴汤主之。

厚朴姜制，一两　白术五两　半夏曲二两　枳实一两，炒　陈皮去白，一两　甘草三两，炙

上为粗末，每服三五钱，水一盏半、生姜五片、枣三枚，煎至一盏，去滓温服，空心。实秘者，物也；虚秘者，气也。

平胃丸　治病久虚弱，厌厌不能食，而脏腑或秘或溏，此胃气虚弱也。常服和中、消痰、去湿及厚肠胃、进饮食。

厚朴一两　白术一两二钱　陈皮八钱，去白　木香一钱　生半夏汤洗，二两　槟榔二钱半　枳实半钱　甘草三钱，炙

上为细末，姜汁浸蒸饼丸，如桐子大，每服三五十丸，生姜汤或温水送下。

心痛论第二十

论曰：诸心痛者，皆少阴厥气上冲也。有热厥心痛

者，身热足寒，痛甚则烦躁而吐，额自汗出，知为热也，其脉洪大，当灸太溪及昆仑，谓表里俱泻之，是谓热病汗不出，引热下行；表汗通身而出者，愈也；灸毕服金铃子散，痛止服枳术丸，去其余邪也。有大实心中痛者，因食受时气，卒然发痛，大便或秘，久而注闷，心胸高起，按之愈痛，不能饮食，急以煮黄丸利之，利后以藁本汤去其余邪。有寒厥心痛者，手足厥而通身冷汗出，便利溺清，或大便利而不渴，气微力弱，急以术附汤温之。寒厥暴痛，非久病也，朝发暮死，当急救之。是知久痛无寒，而暴痛非热也。

治热厥心痛，或发或止，久不愈者，当用金铃子散。

金铃子　玄胡各一两

上为细末，每服三钱，酒调下。

大实心痛，煮黄丸。

雄黄一两，研　巴豆五钱，去皮，生用，研细，入雄黄末

上再研二味，白面二两同和，再研匀，滴水丸，如桐子大，每服时先煎浆水令沸，下药二十四丸，煮一二十沸，捞入冷浆水沉冷，一时服二丸，一日二十四丸，加至微利为度，用浸药水送下。此治胁下痃癖痛如神。

治大实心痛，大便已利，宜藁本汤，彻其痛也。

藁本一两半　苍术一两

上为粗末，每服一两，水二盏，煎至一盏，温服清。

治寒厥暴痛，脉微气弱[1]，宜术附汤。

术附汤　附子一两，炮，去皮脐，细切　白术四两　甘草一两，炙

上为粗末，入附子令匀，每服三钱，水一大盏半，入生姜五片，枣一枚，劈破，同煎至一盏，去滓，温服，食前。

此药又治风湿相搏，身重疼烦，不能转侧，不呕不渴，大便坚硬，小便自利。及风虚头目眩重者，不知食味。暖肌补中，助阳气，止自汗。

治男子、妇人心经搐热，如痫病状，宜服妙香丸；风痫者，煎羌活为引，下妙香丸；血痫当归汤引下。

刺心痛诸穴于后：真心痛，手足青至节，痛甚，旦发夕死，夕发旦死。心痛腹胀，啬啬然大便不利，取足太阴；心痛引腰脊，欲呕，取刺足少阴；心痛引小腹满，上下无常处，便溺难，刺足厥阴；心痛短气，刺手太阴；心痛当九节刺之立已，不已上下求之，得之则已。按经三法：心痛与背相接，善恐，如从后触其心，伛偻者，肾心痛也，先刺京骨、昆仑，不已刺合谷；心痛腹胀胸满，心尤痛者，胃心痛也，刺大都、太白二穴；心痛如锥刺，乃脾心痛也，刺然谷、太溪；心痛苍然如死状，终日不得休息，乃肝心痛，取行间、太冲；心痛卧若徒居，心痛间动作益痛甚者，其色不变，此肺

---

① 弱：原脱，据怀德堂本补。

心痛也，刺鱼际、太渊。宣通气行，无所凝滞，则病愈也。

　　太溪穴，足少阴肾经土也，为腧，在足内踝后，跟骨上，脉动陷中，可灸三壮或五七壮，此泄热厥心痛；昆仑，足太阳膀胱经水也，在足外踝后，跟骨上陷中，可灸三壮或五七壮，亦可泄热厥心痛。

卷　　下

咳嗽论第二十一

论曰：咳谓无痰而有声，肺气伤而不清也；嗽是无声而有痰，脾湿动而为痰也；咳嗽谓有痰而有声，盖因伤于肺气、动于脾气，咳而为嗽也。脾湿者，秋伤于湿，积于脾也。故《内经》曰：秋伤于湿，冬必咳嗽。大抵肃秋之气宜清，今反动之，气必上冲而为咳，甚则动于脾湿，发而为痰焉。是知脾无留湿，虽伤肺气而不为痰也。有痰塞少而热多。故咳嗽者，非专主于肺而为病，以肺主皮毛，而司于外，故风寒先能伤之也。《内经》曰：五脏六腑皆令人咳，非独肺也。各以其时主之而受病焉，非其时各传而与之也。所病不等，寒暑湿燥风火六气，皆令人咳。唯湿病痰饮入胃，留之而不行，上入于肺，则为咳嗽。假令湿在于心经，谓之热痰；湿在肝经，谓之风痰；湿在肺经，谓之气痰；湿在肾经，谓之寒痰。所治不同，宜随证而治之。若咳而无痰者，以辛甘润其肺。故咳嗽者，治痰为先。治痰者，下气为上。是以南星、半夏胜其痰而咳嗽自愈；枳壳、陈皮利其气而痰自下。痰而能食者，大承气汤微下之，少利为度；痰而不能食者，厚朴汤治之。夏月嗽而发热者，谓之热痰嗽，小柴胡四两加石膏一两、知母半两用之；冬月嗽而发寒热，谓之寒嗽，小青龙加杏仁服之。然此为大例，更当随证、随时加减之，量其虚实，此治法之大体也。

蜜煎生姜汤、蜜煎橘皮汤、烧生姜胡桃，此者皆治无痰而嗽者，当辛甘润其肺故也。如但使青、陈皮，药皆当去白，《本草》云：陈皮味辛，理上气，去痰气滞塞；青皮味苦，理下气。二味俱用，散三焦之气也。故《圣济》云：陈皮去痰，穰不除即生痰；麻黄发汗，节不去而止汗。

治风痰热咳嗽，其脉弦，面青、四肢满闷，便溺秘涩，心多躁怒，水煮金花丸。

南星　半夏各一两，生川　天麻五钱　雄黄二钱　白面三两　寒水石一两，烧存性

上为细末，滴水为丸　每服五七十丸至百丸。煎浆水沸，下药煮，令沸为度，滤出，淡浆水浸，另用生姜汤下，或通圣加半夏，及《局方》中川芎丸、防风丸，皆可用也。

小黄丸　治热痰咳嗽，脉洪面赤，烦热心痛，唇口干燥，多喜笑，宜小黄丸。

南星汤洗　半夏洗，各一两　黄芩一两半

上为细末，生姜汁浸，蒸饼为丸，如桐子大，每服五十丸至七十丸，食后姜汤下，及小柴胡汤中加半夏亦

可。

白术丸　治痰湿咳嗽，脉缓面黄，肢体沉重，嗜卧不收，腹胀而食不消化，宜白术丸。

南星　半夏俱汤洗，各一两　白术一两半

上为细末，面糊为丸，桐子大，每服五七十丸。生姜汤下，及《局方》中防己丸亦可用。

玉粉丸　治气痰咳嗽，脉涩面白，上喘气促，洒淅恶寒，愁不乐，宜服之。

南星　半夏俱洗，各一两　官桂去皮，一两

上为细末，面糊为丸，如桐子大，每服五七十丸，生姜汤下，食后，及《局方》中防己丸亦可。玉粉丸加减在后：心下痞者，加枳实五钱；身热甚者，加黄连五钱；体重者，加茯苓一两；气上逆者，加苦葶苈五钱；气促者，加人参、桔梗各五钱；浮肿者，加郁李仁、杏仁各五钱；大便秘者，加大黄五钱。

双玉散　治痰热而喘，痰涌如泉。

寒水石　石膏各等分

上为细末，煎人参汤调下三钱，食后服。

治痰千缗汤　半夏生末，一两　大皂角去皮子，半两，剉

上同于绢袋中盛之，用水三升，生姜七六片，同煎至一半，以手操洗之，取清汁，分作三服，食后并服，二服效。

防风丸　治痰嗽，胸中气不清利者。枳术丸亦妙。

防风半两　枳壳半两，去穰，麸炒　白术一两

上细末，烧饭为丸，每服五七十丸，生姜汤下。

天麻丸　天麻一两　半夏　南星各一两　雄黄少许

上以白面二两，滴水为丸，如桐子大，每服五十丸至百丸，煎淡水令沸，下药煮十余沸，漉出，食前生姜汤下。

利膈丸　主胸中不利，痰嗽喘促，利脾胃壅滞，调秘泻脏，推陈致新，消进饮食，治利膈气之胜药也。

木香一钱半　槟榔一钱半　人参三钱　当归二钱　藿香一钱半　大黄酒浸，焙，一两　厚朴姜制，三两　枳实一两，炒　甘草五钱，炙

上为细末，滴水和丸，如桐子大，每服三五十丸，食后，诸饮皆下。

款气丸　治久嗽痰喘，肺气浮肿。

青皮去白　陈皮去白　槟榔　木香　杏仁去皮尖　郁李仁去皮　茯苓　泽泻　当归　广茂炮　马兜铃　苦葶苈以上各三两　人参　防己各五钱　牵牛取头末，一两

上为细末，生姜汁面糊为丸，如梧子大，每服一二十丸。加至五七十丸，生姜汤下，食后服。

玉粉丸　治痰结，咽喉不利，语音不出。

半夏洗，五钱　草乌一字少　桂一字多

上同为末，生姜汁浸，蒸饼为丸，如鸡头大，每服一丸，至夜含化。多岁不愈者亦效。

枳壳汤　治久痰胸膈不利者，多上焦发热。

枳壳麸炒，去穰，三两　桔梗三两　黄芩一两半

　　上同剉，每日早，用二两半，水三盏，煎至二盏，匀作三服。午时一服，申时一服，临卧时一服，三日七两半，药尽，服生半夏汤。

　　生半夏汤　半夏不以多少，洗七遍，切作片子。

　　上每服称三钱，水一盏半，入生姜五大片，同煎至一盏，和滓食后服，一日三二服。服三日毕，再服枳术丸，尽其痰为度。论曰：先消胸中气，后去膈上痰。再服枳术丸，谓首尾合，尽消其气，令痰不复作也。

　　清镇丸　治热嗽。

　　小柴胡汤内加人参一倍　　青黛半两

　　上为细末，面糊丸，如桐子大，每服五十丸，生姜汤下。

　　半夏丸　治因伤风而痰作喘逆，兀兀欲吐，恶心欲倒，已吐加槟榔三钱。

　　半夏一两，汤洗，切　　雄黄研，三钱

　　上同为末，生姜汁浸，蒸饼为丸，桐子大，每服三十丸，生姜汤下。小儿丸如黍米大。

　　白术散　治夏暑大热，或醉饮冷，痰湿不止，膈不利。

　　白术　茯苓　半夏洗　黄芩各等分

　　上为粗末，每服五钱至七钱，水二盏，入生姜十片，煎至一盏，去滓，调陈皮末一钱、神曲末一钱，食后服。

　　法曰：大热大饮，盖酒味热而引饮冷，冷与热凝于胸中，不散而成湿，故痰作矣。甚者宜吐之，吐后服五苓、甘露胜湿去痰之剂。

白术汤　治痰潮上如涌泉，久不可治者。

白术　白茯苓　半夏等分

上为末，每服半两。病大者一两，水二盏，生姜七片，煎至一盏，取清，调神曲末二钱，顿服之。病甚者，下玉壶丸一百丸大效，永除根。

天门冬丸　治妇人喘，手足烦热，骨蒸寝汗，口干引饮，面目浮肿。

天门冬十两，去心称　麦门冬去心，八两　生地黄三斤，取汁为膏子

上二味为末，膏子和丸，如梧子大，每服五十丸，煎逍遥散送。逍遥散中去甘草加人参，或服王氏《博济方》中人参荆芥散亦可。如面肿不已，《经》曰：面肿曰风，故宜汗，麻黄、桂枝可发其汗，后服柴胡饮子去大黄。故论曰：治脏者治其俞；治腑者治其合；浮肿者治其经。治俞者，治其土也；治合者，亦治其土也。如兵家围魏救赵之法也。

虚损论第二十二

论曰：虚损之疾，寒热因虚而感也。感寒则损阳，阳虚则阴盛，损自上而下，治之宜以辛甘淡，过于胃则不可治也，感热则损阴，阴虚则阳盛，故损自下而上，

治之宜以苦酸咸，过于脾则不可治也。自上而损者，一损于肺，皮聚而毛落；二损损于心，血脉虚少，不能荣于脏腑，妇人月水不通；三损损于胃，饮食不为肌肤。自下而损者，一损于肾，骨痿不能起于床；二损损于肝，筋缓不能自收持；三损损于脾，饮食不能消克。论曰：心肺损而色蔽；肾肝损而形痿，谷不能化而脾损。感此病者，皆损之病也。渐渍之深，皆虚劳之疾也。

四君子汤　治肺损而皮聚毛落，益气可也。

白术　人参　黄芪　茯苓_{各等分}

上为粗末，每服五钱至七钱，水一盏，煎至七分，去滓，食远温服。

八物汤　治心肺虚损，皮聚而毛落，血脉虚损，妇人月水愆期，宜益气和血。

白术　人参　黄芪　茯苓　川芎　熟地黄　当归芍药_{各等分}

上粗末，服五七钱，水一盏，煎至七分，去滓，食后温服。

十全散　治心肺损及胃，饮食不为肌肤，宜益气和血，调饮食。

白术　人参　黄芪　茯神　桂枝　熟地黄　当归川芎　芍药　甘草_{等分}

上为末，加生姜、枣同煎，水一大盏，药五钱，煎至七分。食前，日三服。

金刚丸　治肾损，骨痿不能起于床，宜益精。

萆薢　　杜仲_{炒，去丝}　　苁蓉_{酒浸}　　菟丝子_{酒浸，等分}

上为细末，酒煮猪腰子为丸，每服五七十丸，空心酒下。

牛膝丸　治肾肝损，骨痿不能起于床。筋缓不能收持，宜益精缓中。

牛膝_{酒浸}　　萆薢　　杜仲_{炒，去丝}　　苁蓉_{酒浸}　　防风　　菟丝子_{酒浸}　　白蒺藜_{各等分}　　桂枝_{减半}

上细末，酒煮猪腰子捣丸，桐子大，空心酒下五七十丸。

煨肾丸　治肾肝损，及脾损谷不化，宜益精缓中消谷。

牛膝　　萆薢　　杜仲　　苁蓉　　菟丝子　　防风　　白蒺藜　胡芦巴　　破故纸_{等分}　　桂_{半之}

上和剂服饵，如金刚丸法。腰痛不起者甚效。

黑地黄丸加五味子名肾气丸　治阳盛阴虚，脾肾不足，房室虚损，形瘦无力，面多青黄而无常色，宜此药养血益肾。

苍术_{一斤，米泔浸}　　熟地黄_{一斤}　　川姜冬_{一两，夏五钱，春七钱}　五味子_{半斤}

上为细末，枣肉为丸，如梧子大，每服一百丸至二百丸。食前米饮下或酒。治血虚久痔甚效。《经》曰：肾苦燥，急食辛以润之，开腠理，致津液，通气。五味子味酸，故酸以收之。此虽阳盛不燥热，乃是五脏虚损于内，故可益血收气也，此药类象，神品药也。

治阳虚阴盛，心肺不足，宜八味丸。若形体瘦弱，无力多困，未知阴阳先损，夏月地黄丸，春秋宜肾气丸，冬月宜八味丸。

消渴论第二十三

论曰：消渴之疾，三焦受病也，有上消、中消、肾消。上消者，上焦受病，又谓之膈消病也，多饮水而少食，大便如常，或小便清利，知其燥在上焦也，治宜流湿润燥。中消者，胃也，渴而饮食多，小便黄，《经》曰：热则消谷，知热在中；法云：宜下之，至不欲饮食则愈。肾消者，病在下焦，初发为膏淋，下如膏油之状，至病成而面色黧黑，形瘦而耳焦，小便浊而有脂，治法宜养血以肃清，分其清浊而自愈也。法曰：燥上而渴，辛甘润肺，故可用蜜煎生姜汤，大器顿之，时时呷之。法云：心肺之病，莫厌频而少饮。《内经》云：补上治上宜以缓。又曰：辛以润之，开腠理，致津液，通气。则肺气下流，故气下火降而燥衰矣，其渴乃止。又《经》曰：二阳结谓之消。王注曰：二阳结，谓胃及大肠俱热结也。肠胃藏热，则喜消水谷。可甘辛降火之剂，黄连末一斤，生地黄自然汁、白莲花藕自然汁、牛乳汁各一斤，熬成膏子剂，连末为丸，如梧桐子大，每服三十丸，少呷温水送下，日进十服，渴病立止。

治上焦膈消而不欲多食，小便清利，宜小柴胡汤，或加白虎汤，或钱氏方中地骨皮散内加芍药、黄芪、石膏、黄芩、桔梗之类是也。

人参石膏汤　治膈消，上焦烦渴，不欲多食。

人参_{半两}　石膏_{一两一钱}　知母_{七钱}　甘草_{四钱}

上为粗末，每服五钱至七钱，水煎，食后温服。

顺气散　治消中，热在胃而能食，小便赤黄，微利之为效，不可多利，服此药渐渐利之，不欲多食则愈。

厚朴_{姜制，一两}　大黄_{四两}　枳实_{二钱，炒}

上剉，每服五钱，水煎食远服。

茴香散　治肾消病，下焦初证①，小便如膏油。

茴香_炒　苦楝_炒

上细末，酒调二钱，食前服。

八味丸　治肾消大病。加减法：本方内倍加山药外，桂、附从四时加减，假令方内桂、附一两，春各用三钱，夏用一钱，秋用五钱，冬全用一两。

珍珠粉丸　治白淫，梦泄，遗精及滑出而不收。

黄柏_{一斤，于新瓦上烧，令通赤为度}　真蛤粉_{一斤}

上为细末，滴水丸，如桐子大。每服一百丸，空心酒下。法曰：盛阳乘阳，故精泄也。黄柏降火，蛤粉咸而补肾阴也。又治思想无穷，所愿不得之证。

竹笼散　治消渴。

五灵脂　黑豆_{去皮脐}

---

①　证：疑为"病"之误。

上等分为细末，每服三钱，冬瓜汤调下，无冬瓜，苗叶皆可，日二服。小渴二三服效，渴定不可服热药，唯服八味丸去附子加五味子。

肿胀论第二十四
（小儿附）

《灵枢·胀论》云：帝问岐伯胀形何如？岐伯曰：夫心胀者，烦心短气，卧不安；肺胀者，虚满而喘咳；肝胀者，胁下满而痛引少腹；脾胀者，善哕，四肢烦悗，体重不能胜衣，卧不安；肾胀者，腹满引背央央然，腰髀痛。六腑胀：胃胀者，腹满，胃脘痛，鼻闻焦臭，妨于食，大便难；大肠胀者，肠鸣而痛濯濯，冬日重感于寒，则飧泄不化；小肠胀者，少腹䐜胀，引腰而痛；膀胱胀者，少腹满而气癃；三焦胀者，气满于皮肤中，轻轻然而不坚；胆胀者，胁下痛胀，口中苦，善太息。又《水胀》篇云：帝问岐伯水胀何如？答曰：水始起也，目窠上微肿，如新卧起之状，其颈脉动，时咳，阴股间寒，足胫肿，腹乃大，其水已成矣。以手按其腹，随手而起，如裹水之状，此其候也。帝曰：肤胀何如？岐伯曰：肤胀者，寒气客于皮肤之间，瞥瞥然不坚，腹大，身尽肿，皮厚，按其腹，窅而不起，腹色不变，此其候也。鼓胀何如？岐伯曰：腹胀身皆大，大与肤胀等也，色苍黄，腹筋起，此其候也。肠覃何如？岐伯曰：寒气客于肠外，与卫气相搏，气不得荣，因有所系，僻而内著，恶气乃起，瘜肉乃生。其始生也，大如鸡卵，稍以益大。至其成也，如怀子之状，久者离岁，按之则坚，推之则移，月事以时下，此其候也。石瘕何如？岐伯曰：石瘕生于胞中，寒气客于子门，子门闭塞，气不得通，恶血当泻不泻，衃以留止，日以益大，状如怀子，月事不以时下，皆生于女子，可导而下。黄帝曰：肤胀、鼓胀可刺邪？岐伯曰：先泻其胀之血络，后调其经，刺去其血络也。

《经》云：平治于权衡，去宛陈莝……开鬼门，洁净府。平治权衡者，察脉之浮沉也；去宛陈莝者，疏涤肠胃也；开鬼门、洁净府者，发汗、利小便也。又鼓胀之病，治以鸡屎醴。《名医》云：其肿有短气不得卧，为心水；两胁痛为肝水；大便鸭溏为肺水；四肢皆肿为脾水；腰痛足冷为肾水；口苦咽干为胆水；乍虚乍实为大肠水，各随其经络，分其内外，审其脉证而别之。又有风水、皮水、石水、黄汗，归各脏以论之。风合归肝，皮合归肺，黄汗归脾，石合归肾。风水脉浮，必恶风；皮水脉亦浮，按下没指；石水脉沉，腹满不喘；黄汗脉沉迟，发热而多涎，久而不愈，必致痈脓。水肿脉浮带数，即是虚寒潜止其间，久必沉伏，沉伏则阳虚阴实，为水必矣。要知水脉必沉是也。论曰：脉出者死，与病不相应也。诸唇黑则伤肝；缺盆盈平则伤心；脐出则伤脾；足平则伤肾；背平则伤肺。此五者，必不可疗也。治法云：腰以上宜发汗、腰以下利小便。钱氏论虚实腹胀，实则不因吐泻久病之后，亦不因下利，胀而喘急闷乱，更有痰有热；及有宿食不化而胀者，宜服大黄丸、白饼子紫霜丸下之，更详认大小便，如俱不通，先利小便，后利大便；虚则久病、吐泻后，其脉微细，肺主目胞，脾虚肿，手足冷，当先服塌气丸，后服异功散及和中丸、益黄散，温其气。因于气肿者，橘皮煎丸；因于湿为肿，煎防己黄芪汤调五苓散；因于热为肿者，服八正散。

又一法，燥热于肺为肿者，乃绝水之源也，当清肺除燥，水自生矣，于栀豉汤中加黄芩；如热在下焦，阴消使气不得化者，当益阴则阳气自化也，黄柏、黄连是也。

五脉论五水灸法

青水灸肝井，赤水灸心荥，黄水灸脾俞，白水灸肺经，黑水灸肾合。

妇人蛊胀无脉，烧青丸、五皮散亦是。

论诸蛊胀者，有二肿：若从胃，则旦食而不能夜食，旦则不胀，夜则胀是也；若水肿证，濡泄者是也。《内经》曰：蛊胀之病，治之以鸡屎醴，酒调服。水胀之病，当开鬼门、洁净府也。

白茯苓汤　治变水。

白茯苓　泽泻各二两　郁李仁二钱

上哎咀，作一服，水一碗，煎至一半，常服无时，从少至多服；或煎得澄，入生姜自然汁在内，和面，或作粥饭，作常食，五七日后觉胀下。再中以白术散。

白术　泽泻_{各半两}

上为细末，煎服三钱，茯苓汤调下；或丸亦可，服三十丸。

末治之药，服黄芪芍药建中之类，以调养之。平复后，忌房室、猪、鱼、盐、面等物。治水气蛊胀，洁净府，楮实子丸。

楮实子_{一斗，水二斗，熬成膏子}　白丁香_{一两半}　茯苓_{三两，去皮}

上二味为细末，用楮实子膏为丸，如桐子大，不计丸数，从少至多，服至小便清利，及腹胀减为度，后服中治药、末治药、调养药，疏启其中。忌甘苦酸补其下，五补七宣。

取　穴　法

治肿治其经，治金火也，井荥输经，阴经金也，金水木火，阳经火也。

治肿，木香散。

木香　大戟　白牵牛_{各等分}

上为细末，每周三钱，猪腰子一对，劈开掺药在内。烧熟，空心服之。如左则塌左，右则塌右，如水肿不能全去，于腹上涂甘遂末，再绕脐满腹，少饮甘草水，其肿便去也。

治水肿　蝼蛄去头尾，与葡萄心同研，露七日曝干，为细末，淡酒调下，暑月湿用尤佳。

又方　枣一斗，锅内入水

上有四指，用大戟并根苗盖之遍，盆合之，煮熟为度，去大戟不用，旋煮旋吃，无时，尽枣决愈，神效。

眼目论第二十五

论曰：眼之为病，在腑则为表，当除风散热；在脏则为里，宜养血安神。暴发者为表而易治，久病者在里而难愈。除风散热者，泻青丸主之；养血安神者，定志丸，妇人熟干地黄丸是也。或有体肥气盛，风热上行，目昏涩者，槐子散主之。此由胸中气浊上行也，重则为痰厥，亦能损目，常使胸中气清，无此病也。又有因目疾过药，多而损气者。久之眼渐昏弱，乍明乍暗，不欲视物，此目少血之验也，熟干地黄丸、消风散、定志丸相须而养之。或有视物不明，见黑花者，此谓之肾气弱也，宜补肾水，驻景丸是也。或有暴失明者，谓眼居诸阳交之会也，而阴反闭之，此风邪内满，当有不测之疾也。翳膜者，风热重而存之，或斑入眼，此肝气盛而发，在表也；翳膜已生，在表明矣，当发散而去之，反疏利则邪气内搐，为翳则深也。邪气未定，谓之热翳而浮；邪气已定，谓之冰翳而沉；邪气牢而深者，谓之陷翳，当以燋发之物，使其邪气再动，翳膜乃浮，辅之退翳之药，则能自去也。病久者，不能速效，当以岁月除之。

散热饮子　治眼赤，暴发肿。

防风　羌活　黄芩　黄连各一两

上剉，每服半两，水二盏，煎至一盏，食后温服。如大便秘涩，加大黄一两；如痛甚者，加当归、地黄；如烦躁不能眠睡，加栀子一两。

川芎散　治风热上冲，头目眩，热肿，及胸中不利。

川芎　槐子各一两

上细末三钱，如胸中气滞不利，生姜汤调；目疾茶调；风热上攻，咬咀一两，水煎，食后服。

地黄汤　治眼久病昏涩，因发而久不愈。

防风　羌活　黄芩　黄连　地黄　当归　人参　茯神各等分

上为粗末，每服五七钱，水一盏半，煎至一盏，去滓，温服，食后。

槐子散　槐子　黄芩　木贼　苍术各等分

上细末，茶清调下，食后。

治眼生翳膜，及斑入眼，燋赤已过者，泻青丸主之，当半减大黄。如大便秘，燋气未定，依方服之。

治冰翳久不去者，羚羊角散主之。

羚羊角　升麻　细辛各等分　甘草半之

上为细末，一半为散，一半蜜为丸，如桐子大，每服五七十丸，以羚羊角散下之，食后临卧，米泔水煎服。

桔梗丸　治太阳经卫虚血实，肿人脸，重头，中湿淫肤脉，睛痛肝风盛，眼黑肾虚。

桔梗_{一斤}　牵牛_{头末，三两}

上二味为末，炼蜜为丸，如桐子大，每服四五十丸，加至百丸，食前温水下，日二服。

金丝膏　点眼药。

生姜_{四两，取汁}　白沙蜜_{一斤，炼，去滓}　猭猪^①胆汁_{三钱}黄连_{四两，捶，用水一斗浸，煎取五升}

上先煎黄连水，后入姜汁，次入蜜，同煎去沫净，次入下项药末。

脑子_{四钱}　麝香_{三钱}　硇砂_{四钱}　硼砂_{三钱}　轻粉_{五钱}熊胆_{四钱}　青盐_{三钱}

上极细，搅匀，熬令稀膏，点用。

救苦丸　治眼暴赤，发嗔痛，不可忍者。

黄连_{一两}　当归_{二钱}　甘草_{一钱}

上同剉细，新水平碗，浸一宿，以慢火熬，约至一半，以绵滤去滓，以净为妙，用火再熬，作稠膏子为度，摊在碗上，倒合，以物盖之，用熟艾一大弹子许，底下燃之，用艾熏膏子，艾尽为度，再入下项药：

① 猭猪：公猪也。

朱砂一钱，飞　脑子半钱　乳香　没药等分

上同研极细，入黄连膏内，搜和，丸加米大，每周二丸，点眼大角内，仰面卧，药化则起。

宣毒散　治眼发赤肿，毒气侵睛，胀痛。

盆硝　雄黄　乳香　没药各等分

上为极细末，以少许鼻内嗜之。

宣风散　治眼风毒发肿，鼻中欲嚏，嚏多，大损而生疮。

川芎　甘菊各二钱　乳香　没药各一钱

上和匀，再研极细，少许鼻内嗜之。

能远视不能近视，《局方》中定志丸；目能近视不能远视，万寿地芝丸

生姜四两，焙　天门冬四两，去心　枳壳三两，去穰，炒　甘菊二两

上为细末，炼蜜丸，如桐子大，茶清或温酒下一百丸，食后。此药能愈大风热。

洗眼药　诃子二两　黄丹四两　蜜八两　柳枝四十寸

上以河水二碗，熬至半碗，用一钱，热水化洗之，石器内熬。

治眼赤瞎，以青垤蛆，不以多少，淘净、晒干，末之，令害眼人仰卧合目，用药一钱，散在眼上，须臾药行，待少时去药，赤瞎亦无。

治倒睫，无名异，末之，掺卷在纸中，作捻子，点着，到药处吹杀，以烟熏睫，自起。

疮疡论第二十六

论曰：疮疡者，火之属，须分内外，以治其本。《内经》曰：膏粱之变，足生大丁。其原在里，发于表也。受如持虚，言内结而发诸外，未知从何道而出，皆是从虚而出也。假令太阳经虚，从背而出；少阳经虚，从鬓出；阳明经虚，从髭而出；肾脉经虚，从脑而出。又《经》曰：地之湿气，感则害人皮肤筋脉。其在外，盛则内行。若其脉沉实，当先疏其内，以绝其原也；其脉浮大，当先托里，恐其伤于内也。有内外之中者，邪气至甚，遏绝经络，故发痈肿。《经》曰：荣气不从，逆于肉理，乃生痈肿。此因失托里及失疏通，又失和荣卫也。治疮之大要，须明托里、疏通、行荣卫三法。托里者，治其外之内；疏通者，治其内之外；行荣卫者，治其中也。内之外者，其脉沉实，发热烦躁，外无㿠赤痛，其邪气深于内也，故先疏通，以绝其原；外之内者，其脉浮数，㿠肿在外，形证外显，恐邪气极而内行，故先托里；内外之中者，外无㿠恶之气，内亦脏腑宣通，知其在经，当和荣卫也。用此三法之后，虽未差，必无变证，亦可使邪气峻减，而易痊愈。故《经》曰：诸痛痒疮，皆属于心。又曰：知其要者，一言而终；不知其要，流散无穷。

针灸法曰：凡疮疡可灸刺者，须分经络部分，血气多少，俞穴远近。若从背而出，当从太阳，五穴随证选用，或刺或灸，泄其邪气。凡太阳多血少气。

至阴、通谷、束骨、昆仑、委中。

从鬓而出者，当从少阳，五穴选用。少阳少血多气。

窍阴、侠溪、临泣、阳辅、阳陵泉。

从髭而出者，当从阳明，五穴选用。阳明多血多气。

厉兑、内庭、陷谷、冲阳、解溪。

从脑而出者，初觉脑痛不可忍，且欲生疮也。脑者，髓之海，当灸刺绝骨，以泄邪气。髓者，舍也，故脉浮者，从太阳经，依前选用；脉长者，从阳明经，依前选用。论曰：诸经各有井、荥、输、经、合。井主心下满及疮色青；荥主身热及疮赤色；输主体重节痛，疮黄色；经主咳嗽，寒热，疮白色；合主气逆而泄，疮黑色。随经病而有此证者，或宜灸宜针，以泄邪气。《经》曰：邪气内蓄则肿热，宜砭射之也。《经》曰：夫痈气之息者，宜以针开除去之；夫气盛血聚者，宜石而泄之。王注曰：石，砭石也。可以破大痈出脓，今以铍针代之。凡疮疡已觉，微溲肿硬，皮血不变色，脉沉不痛者，当外灸之，引邪气出而方止；如已有脓水者不可灸，当刺之；浅者，亦不灸。《经》曰：陷下则灸之，如外微觉木硬而不痛者，当急灸之，是邪气深陷也；浅者，不可灸，慎之。

诸病疮疡，如呕者，是湿气浸于胃也，药中宜倍加白术服之。

内疏黄连汤　治呕哕心逆，发热而烦，脉沉而实，肿硬木闷而皮肉不变色，根深大，病在内，脏腑秘涩，当急疏利之。

黄连　芍药　当归　槟榔　木香　黄芩　山栀子　薄荷　桔梗　甘草以上各一两　连翘二两

上除槟榔、木香二味为细末外，并剉，每服一两，水一盏半，煎至一盏，先吃一二服，次每服加大黄一钱，再服加二钱，以利为度。如有热证，止服黄连汤；大便秘涩，加大黄；觉无热证，少煎没药、内托复煎散，时时服之；如实无热，及大小便通，只服复煎散；稍有热证，却服黄连汤，秘则加大黄。如此内外皆通，荣卫和调，则经络自不遏绝矣。

治肿欸于外，根盘不深，形证在表，其脉多浮，痛在皮肉，邪气盛则必侵于内，急须内托，以救其里也，服内托复煎散。

地骨皮　黄芪　芍药　黄芩　白术　茯苓　人参　柳桂味淡者　甘草　防己　当归以上各一两　防风二两

上㕮咀，先煮苍术一斤，用水五升，煎至三升，去术滓，入前药十二味，再煎至三四盏，绞取清汁，作三四服，终日服之；又煎苍术滓为汤，去滓，再依前煎服十二味滓，此除湿散郁热，使胃气和平。如或未已，再作半料服之；若大便秘及烦热，少服黄连汤；如微利及烦热已过，却服复煎散半料。如此使荣卫俱行，邪气不能内侵也。

治诸疮疡，脏腑已行，如痛不可忍者，可服当归黄芪汤，并加减在后。

当归　黄芪　地黄　地骨皮　川芎　芍药等分

上㕮咀，每服一两，水一碗，煎至五分，去滓，温服。如发热者，加黄芩；烦热不能卧者，加栀子；如呕，是湿气侵胃也，倍加白术。

膏药方　好芝麻油半斤　当归半两　杏仁四十九个，去皮桃柳枝各四十九条，长四指上用桃、柳二大枝，新绵一叶包药，系于一枝上，内油中，外一枝搅，于铁器内煎成，入黄丹三两，一处熬，水中滴成不散如珠子为度

治金丝疮，一云红丝瘤，其状如线或如绳，巨细不等，《经》所谓丹毒是也。但比熛毒不甚广阔，人患此疾，头手有之，下行至心则死；下有之，上行亦然。法当于疮头截经而刺之，以出血后，嚼萍草根涂之，立愈。治从高坠下，涎潮昏冒，此惊恐得也。

苦杖散　苦杖不以多少

上细末，热酒调下，如产后瘀血不散，或聚血，皆治之。

夺命散　治疔疮。

乌头尖　附子底　蝎梢　雄黄各一钱　蜈蚣一对　硇砂　粉霜　轻粉　麝香　乳香各半钱　信二钱半　脑子少许

上为细末，先破疮，出恶血毕，以草杖头，用纸带

入于内，以深为妙。

木香散　治疮难消，不能作脓，痛不止。

地骨皮一两，去土皮　木香半两　穿山甲二钱半，炙黄　麝香一字

上为细末，酒调下三钱，及小儿斑后生痛，米饮调下，效如神。

治疔疮毒气入腹，昏闷不食。

紫花地丁　蝉壳　贯仲各半两　丁香　乳香各一钱

上细末，每服二钱，温酒调下。

治恶疮有死肉者，及追脓。

白丁香　轻粉　粉霜　雄黄　麝香各一钱　巴豆三个，去油

上同研细，新饭和作锭子用之。

三生散　治诸疮大疼痛，不辨肉色，漫肿光色，名曰附骨痛，如神。

露蜂房　蛇退皮　头发洗净，等分

三味烧灰存性，研细，酒调三钱。

治膀胱移热于小肠，上为口糜，好饮酒人，多有此疾，当用导赤散、五苓散各半两，煎服。

半夏散　治少阴口疮。若声绝不出者，是风寒遏绝，阳气不伸也。

半夏一两，制　桂一字　草乌头一字

上同煎，一盏水，分作二服，其效如神。

甘矾散　治太阴口疮。

生甘草一寸　　白矾一栗子大

上噙化咽津。

乳香散　治赤口疮。

乳香　没药各一钱　白矾飞, 半钱　铜绿少许　为细末，掺用。

回疮金银花汤　诸疮疡痛，色变紫黑者。

金银花花连枝, 二两　黄芪四两　甘草一两

上三味剉细，酒一升，入瓶内闭口，重汤内煮三二时，取出去滓，放温服之。

诸疮肿已破未破，焮肿甚，当归散主之。

当归　黄芪　瓜蒌　木香　黄连各等分

上为粗末，煎一两。如痛而大便秘，加大黄三钱。

乳香散　治疮口痛大者。

寒水石烧, 一两　滑石一两　乳香　没药各五分　脑子少许

上各研细，同和匀，少掺疮口上。

雄黄散　治诸疮有恶肉不能去者。

雄黄一钱, 研　巴豆一个, 去皮, 研

上二味，同研如泥，入乳香、没药少许，再研细，少上，恶肉自去也。

木香散　治疮口久不敛。

木香　槟榔各一钱　黄连二钱

上为细末，掺上。如痛，加当归一钱，贴之自收敛。

又方　小椒去目，炒黑色，一钱，另研　淀粉一两　风化灰五钱　白矾二钱半，飞过　乳香　没药各一钱

上为细末，掺疮口上。

针头风　治疮疡焮肿木硬。

蟾酥　麝香各一钱

上同研极细，以儿乳冲调和泥，入磁合内盛，干不妨，每用以唾津调拨少许于肿处，更以膏药敷之，毒气自出，不能为疮，虽有疮亦轻。

没药散　治白口疮。

没药　乳香　雄黄各一钱　轻粉半钱　巴豆霜少许

上细末，干掺。

瘰疬论第二十七

夫瘰疬者，《经》所谓结核是也。或在耳前后，连及颐颔，下连缺盆，皆为瘰疬；或在胸及胸之侧，下连两胁，皆为马刀，手足少阳主之。此经多气少血，故多坚而少软，脓白而稀，如泔水状，治者求水清可也。如瘰疬生在别经，临时于铜人内，随其所属经络部分、对证之穴灸之，并依经内药用之。独形而小者为结核，续数连结者为瘰疬，形表如蛤者为马刀。

连翘汤　治马刀。

连翘二斤　瞿麦一斤　大黄三两　甘草二两

上吹咀一两，水两碗，煎至一盏半，早食后巳时

服。在项两边，是属少阳经，服药十余日后，可于临泣穴灸二七壮，服药不可住了，至六十日决效。有一方加大黄不用甘草，更加贝母五两、雄黄七分、槟榔半两，同末，热水调下三五钱。

文武膏　桑椹也　治瘰疬。

文武实二斗，黑熟者

上以布袋取汁，银石器中熬成薄膏，白汤点一匙，日三服。

痔疾论第二十八

论曰：手阳明大肠名曰害蜚蜚，虫也。《六元正纪大论》阳明又曰司杀府，手阳明属金，大肠名害蜚，谓金能害五虫。又曰：司杀府，谓金主杀。既有此二名，何以自生虫？盖谓三焦相火盛，而能制阳明金，故木来相侮。《内经》曰：侮，谓胜己也。木主生五虫。叔和云：气主生于脾脏。傍大肠疼痛，阵难当、渐觉，稍泻三焦热。莫漫多方立纪纲。此言饮酒多食热物，脾生大热，而助三焦气盛，火能生土也。当泻三焦，火热退，使金得气而反制木，木受制则五虫不生，病自愈矣。

苍术泽泻丸　苍术四两，去皮　泽泻二两　枳实二两　地榆一两　皂子二两，烧存性

上为细末，烧饭为丸，桐子大，每服三十丸，食前酒或米饮下。

又方　　川乌_炮　古石灰_{等分}　依前丸服。

淋洗药　天仙子　荆芥　小椒　蔓荆子_{等分}

上以水煎洗。

黑地黄丸　治痔之圣药也，在虚损门下有方。

妇人胎产论第二十九

（带下附）

论曰：妇人童幼天癸未行之间，皆属少阴；天癸既行，皆从厥阴论之；天癸已绝，乃属太阴经也。治胎产之病，从厥阴经者，是祖生化之源也。厥阴与少阳相为表里，故治法无犯胃气及上二焦。为三禁，不可汗，不可下，不可利小便。发汗者，同伤寒下早之证；利大便，则脉数而已动于脾；利小便，则内亡津液，胃中枯燥。制药之法，能不犯三禁，则荣卫自和，荣卫和而寒热止矣。外则和于荣卫，内则调于清便，先将此法为之初治，次后详而论之。见证消息，同坏证伤寒，为之缓治，或小便不利，或大便秘结，或积热于肠胃之间，或以成瘘，或散血气而为浮肿。盖产理多门，故同伤寒坏证，如发渴而白虎，气弱则黄芪，血刺痛而用以当归，腹中痛而加之芍药，以上例证，不犯三禁，皆产后之久病也。凡产后暴病，禁犯不可拘也，如产后热入血室者，桃仁承气、抵当汤之类是也；胃坚燥者，大承气不□以泄药言之。产后世人多用乌金四物，是不知四时之寒热，不明血气之虚与实，盲然一概用药，如此而愈加增剧，是医人误之耳。大抵产病天行，从增损柴胡，杂证从加添四物。然春夏虽从柴胡，秋冬约同四物，药性寒热，病证虚实，不可不禁也。四物汤常病服饵，四时各有增损，今具增损于后。

春倍川芎，一曰春，二曰脉弦，三曰头痛；夏倍芍药，一曰夏，二曰脉洪，三曰泄；秋倍地黄，一曰秋，二曰脉涩，三曰血虚；冬倍当归，一曰冬，二曰脉沉，三曰寒而不食，此常服顺四时之气，而有对证不愈者，谓失其辅也。春防风四物加防风、倍川芎；夏黄芩四物加黄芩、倍芍药；秋天门冬四物加天门冬、倍地黄；冬桂枝四物加桂、倍当归，此四时常服，随证用之也。如血虚而腹痛，微汗而恶风，四物加茂、桂，谓之腹痛六合。如风虚眩运，加秦艽、羌活，谓之风六合。如气虚弱，起则无力，匡然而倒，加厚朴、陈皮，谓之气六合。如发热而烦，不能安卧者，加黄连、栀子，谓之热六合。如中湿，身沉重无力，身凉微汗，加白术、茯苓，谓之湿六合，此妇人常病及产后病通用之药也，是治无热虚劳，专其养也。中道药牡丹煎丸，空心食前，人参荆芥散，临卧食后，是治有热虚劳药也。

枳壳汤　治妇人怀胎腹胀。

枳壳三两，炒　黄芩一两

上为粗末，每服半两，水一盏半，煎一盏，去滓温服。治产前胀满，身体沉重，枳壳汤中加白术一两治产前寒热，小柴胡汤中去半夏，谓之黄龙汤。

二黄散　治怀孕胎漏。

生地黄　熟地黄各等分

上为细末，加白术，枳壳汤调下一两，日二服。

地黄当归汤　治有孕胎痛。

当归一两　熟地黄二两

上为粗末，作一服，水三升，煎至升半，去滓，顿服。

束胎丸　白术　枳壳去穰、炒，等分

上为末，烧饭为丸，如桐子大，入月一日食前服三五十丸，温熟水下。胎瘦易生也，服至产则已。

产　间　药

治胎衣不下，或子死腹中，或血冲上昏闷，或暴血下，及胞干而不能产者，宜服半夏汤。

半夏曲一两半　桂七钱半，去皮　大黄五钱　桃仁三十个、去皮尖，炒

上为细末，先服四物汤三两服，次服半夏汤三钱，生姜三片、水一盏，煎去三分，食后。如未效，次服下胎丸。

下胎丸　半夏生　白蔹各半两

上为细末，滴水为丸，如桐子大，食后，用半夏汤下三二丸，续续加至五七丸。如有未效者，须广大其药，榆白皮散主之。又不效，大圣散主之。有宿热人，

宜服人参荆芥散。

产　后　药

治产后经水适断，感于异证，手足牵搐，咬牙昏冒，宜增损柴胡汤。

柴胡八钱　黄芩四钱半　人参三钱　半夏三钱　石膏四钱　知母二钱　黄芪五钱　甘草四钱，炙

上为粗末，每服半两，生姜五片、枣四个、水一盏半，煎至一盏，温服清，无时。

前证已去，次服秦艽汤，去其风邪。

秦艽八钱　人参三钱　防风四钱半　芍药半两　柴胡八钱　黄芩四钱半　半夏三钱　甘草四钱，炙

上为粗末，每服五七钱，水一盏，煎至七分，温服清，无时。二三日经水复行，前证退，宜服荆芥散、小柴胡，小料中加荆芥穗五钱、枳壳五钱、麸炒去穰，同小柴胡汤煎服。三二日后，宜正脾胃之气，兼除风邪，宜服防风汤。

苍术四两　防风三两　当归一两半　羌活一两半

上为粗末，每服一二两，水三盏，煎至一盏半，取清，续续常服，无时。

凡胎前之药，无犯胎气，产后变化，并用伤寒坏证，尽从加减四物汤调治。

治产后腹大坚满，喘不能卧，白圣散。

樟柳根三两　大戟一两半　甘遂一两，炒

上为极细末，每服二三钱，热汤调下，取大便宣利为度，此药主水气之胜药也。

治产后风气在表、面目四肢浮肿，宜加减《局方》中七圣丸。每服二十丸，白汤下，日加三四丸，以利为度。如浮肿喘嗽，加木香、槟榔倍之，谓气多浮则肿；如头目昏冒，加羌活、川芎，谓多风也；如只浮肿，依七圣丸本方服之。

治产后日久虚劳，虽日久而脉浮疾者，宜服三元汤。

柴胡八钱　黄芩　人参　半夏洗　甘草炙，以上各三钱
川芎　芍药　熟地黄　当归各二钱半

上为粗末，同小柴胡汤煎服。

治日久虚劳，微有寒热，脉沉而浮，宜柴胡四物汤。

川芎　熟地黄　当归　芍药各一两半　柴胡八钱　人参
黄芩　甘草　半夏曲以上各三钱

上为粗末，同四物煎服。

如日久虚劳，针灸、小药俱不效者，宜服三分散。

白术　茯苓　黄芪　川芎　芍药　熟地黄　当归各
一两　柴胡一两六钱　黄芩六钱　人参一两六钱　半夏六钱　甘
草六钱

上为粗末，每服一两，水一盏，煎至半盏，温服清，日一服。

治产后虚劳不能食，宜十全散。

白术　茯苓　黄芪各二两　人参　川芎　芍药　熟地黄　当归各一两　桂一两半　甘草一两半，炙

上剉，如麻豆，每服半两，水一盏半，入生姜五片、枣三枚，同煎至七分，空心食前，温服清。

凡虚损病者，浅深治有次第，虚损论中详论之。

治产后诸风，痿挛无力，血风汤。

秦艽　羌活　防风　白芷　川芎　芍药　当归　地黄　白术　茯苓各等分

上为细末，一半炼蜜丸，如桐子大，一半散，温酒调下丸子五七十丸，甚妙。

治产后诸积，不可攻，当养阴去热，其病自退，宜服芍药汤。

芍药一斤　黄芩　茯苓各六两

上三味为粗末，每服半两，水煎，日三服，去滓，温服。

黑白散　治产后儿枕大痛。

乌金石烧红，醋七遍，另为细末　寒水石烧，存性，末

上二味，各等分，另顿放，临服各抄末一钱半，粥饮汤下，痛止便不可服，未止再服，大效。

桃花散　治产后不烦而渴。

新石灰一两　黄丹半钱

上细末，渴时冷浆水调一钱服。

紫金丹　治产后冲胀，胸中有物状，是噫气不降。

代赭石　羌砺石各等分

上为细末，醋糊为丸，如桐子大，每服三五十丸，酒下。胸中痛，加当归汤下，久服治血癖。

又方　代赭石一两　桃仁一钱，炒，去皮尖　大黄五钱

上为末，薄荷水为糊丸，如桐子大，每服三五十丸，温水下，无时。

治脐腹痛不可忍，四物汤一两，加玄胡三钱半。

治血癖腹痛，及血刺腰痛，四物汤细末二两，加酒煮玄胡细末三两，每服三钱，酒调下。

治血运，血结，血聚于胸中，或偏于少腹，或连于肋胁，四物汤四两，倍当归、川芎，加鬼箭、红花、玄胡各一两，同为末，如四物汤煎服，取清调没药散服之。

没药散　虻虫一钱，去足羽，炒　水蛭一钱，炒　麝香三钱　没药三钱

上为细末，煎前药调服。血下痛止，只服前药。

加减四物汤　治产后头痛，血虚、痰癖、寒厥皆令头痛。

羌活　川芎　防风　香附子炒　白芷以上各一两　石膏二两半　细辛二钱　当归五钱　熟地黄一两　甘草五钱　苍术一两六钱，去皮

上为粗末，每服一两，水煎服，无时。如有汗者，是气弱头痛也，方中加芍药三两、桂一两半，加生姜煎；如痰癖头疼，加半夏三两、茯苓一两半，加生姜煎；如热厥头痛，又加白芷三两、石膏三两、知母一两

半；寒厥头痛，加天麻三两、附子一两半，生姜煎。

荆芥散　治产后风虚血眩，精神昏昧。

荆芥穗一两三钱　桃仁五钱，去皮尖，炒

上为细末，温水调服三钱。微喘加杏仁去皮尖、炒，甘草炒，各三钱。

立效散　治产前证，胎不动，如重物下坠，腹冷如冰。

川芎　当归各等分

上为粗末，每服称三钱，水二盏，煎至一盏，去滓，食前服。

枳壳汤　治妇人胎漏，及因事下血。

枳壳半两　黄芩半两　白术一两

上为粗末，每服五七钱，水一盏，煎至七分，食前，空心服。

治妇人筋骨痛，及头痛、脉弦、憎寒如疟，宜服风六合汤：四物汤四两，加羌活、防风各一两。

治妇人血气上冲心腹，肋下闷，宜服治气六合汤：四物内加玄胡、苦楝炒，各一两。

治妇人气充经脉，月事频并，脐下痛，宜芍药六合汤：四物内倍加芍药。

治妇人经事欲行，脐腹绞痛，宜服八物汤：四物内加玄胡、苦楝各一两，槟榔、木香各半两。

治妇人经水过多，别无余证：四物内加黄芩、白术各一两。

治妇人经水涩少，四物内加葵花煎。

治妇人虚劳气弱，喘嗽胸满，宜气六合汤：四物内加厚朴一两制、枳实半两炒。

以上煎法并同四物服之。

四物主治法：熟地黄补血，如脐下痛，非熟地黄不能除，此通肾经之药也；川芎治风泻肝木，如血虚头痛，非川芎不能除去，此通肝经之药也；芍药和血理脾，治腹痛，非芍药不能除，此通脾经之药也；当归和血，如血刺痛，非当归不能除，此通心经之药也。

以上四味制法，如显一证，于四物汤中各加二味用之。如少腹痛，四物汤四两加玄胡、苦楝各一两。经水暴多，四物四两加黄芩一两；如腹痛者，只加黄连；如夏月用，不去黄芩；经水如黑豆水，加黄连、黄芩各一两。如经水少而血色和者，四物四两加熟地黄、当归各一两。如经水适来适断，往来寒热者，先服小柴胡，以去其寒热，后以四物汤调治之；如寒热不退，勿服四物，是谓变证，表邪犹存，不能效也，依前论中变证，随证用药调治之。

治妇人血积，增损四物汤：四物内加广茂、京三棱、桂、干漆，皆依法制，各加一两，如四物煎服。

治妇人产后血昏、血崩，月事不调，远年干血气，皆治之，名曰红花散。

干荷叶　牡丹皮　当归　红花　蒲黄炒

上各等分，为细末，每服半两，酒煎，和滓温服。

如衣不下，另末榆白皮，煎汤调半两立效。

治妇人恶物不下：

当归炒　　芜花炒

上细末，酒调三钱，又好墨，醋碎末之，小便、酒调下，妙。

又治胎衣不下，蛇退皮炒焦、细末二钱，酒调下。

生地黄散　诸见血无寒，衄血、下血、吐血、溺血，皆属于热，但血家证皆宜服此药。

生地黄　熟地黄　枸杞子　地骨皮　天门冬　黄芪芍药　甘草　黄芩

上各等分，同剉，每服一两，水一盏半，煎至一盏，去滓，温服。脉微、身凉、恶风，每一两加桂半钱，吐血者多有此证。

麦门冬饮子　治衄血不止。

麦门冬　生地黄

上各等分，剉，每服一两，煎服。又衄血，先朱砂、蛤粉，次木香、黄连。大便结，下之，大黄、芒硝、甘草、生地黄；溏软，栀子、黄芩、黄连，可选用。

带　下　论　附

论曰：赤者，热入小肠；白者，热入大肠。原其本也，皆湿热结于脉，故津液涌溢，是为赤白带下。本不病，缘五脉经虚，结热屈滞于带，故女子脐下㽲痛而绵绵，阴器中时下也。故《经》曰：任脉为病，男子内结七疝，女子带下瘕聚。王注曰：任脉自胞上过带脉，贯脐而上。故男子为病，内结七疝，女子为病，则带下瘕聚也。带脉起于季胁章门，如束带状，令湿热冤结不散，故为病也。《经》曰：脾传之肾，病名曰疝瘕，少腹冤热而痛，出白，一名曰蛊。所以为带下冤屈也。冤，结也，屈滞而病，热不散，先以十枣汤下之；后服苦楝丸、大玄胡散调下之，热去湿除，病自愈也。如女子不月，先泻心火，血自下也。《内经》曰：二阳之病发心脾，有不得隐曲，故女子不月，其传为风消。王注曰：夫肠胃发病，心脾受之，心受之则血不流，脾受之则味不化。味不化则精不足，精血不足，故其证不能已。亏则风邪胜，而真气愈消也。又《经》曰：月事不来者，胞脉闭也。胞脉者属于心，而络于胞中。今气上迫肺，心气不得下通，故月事不来也。先服降心火之剂，后服《局方》中五补丸，后以卫生汤，治脾养血气也。

苦楝丸　治妇人赤白带下。

苦楝碎，酒浸　茴香炒　当归

上等分，为细末，酒糊丸，如桐子大，每服三五十丸，空心，酒下。腰腿痛疼，四物四两，加羌活、防风各一两。

卫生汤　当归　白芍药各二两　黄芪三两　甘草一两

上为粗末，每服半两，水二盏，煎至一盏，去滓，温服，空心。如虚者，加人参一两。

大头论第三十
（雷头风附）

　　夫大头病者，是阳明邪热太甚，资实少阳相火而为之也。多在少阳，或在阳明，或传太阳，视其肿势在何部分，随经取之。湿热为肿，木盛为痛。此邪见于头，多在两耳前后先出，皆主其病也。治之大不宜药速，速则过其病所，谓上热未除，中寒复生，必伤人命。此病是自外而之内者，是血病。况头部分受邪，见于无形迹之部，当先缓而后急。先缓者，谓邪气在上，著无形之分部，既著无形，无所不至，若用重剂速下，过其病难已。虽用缓药，若急服之，或食前，或顿服，皆失缓体，则药不能得除病，当徐徐浸渍无形之邪也。或药性味形体拟象，皆要不离缓体是也。且后急者，谓缓剂已泻，邪气入于中，是到阴部，染于有形质之所，若不速去，则损阴也。此终治却为客邪，当急去之，是治客以急也。且治主当缓者，谓阳邪在上，阴邪在下，各本家病也。若急治之，不能解纷而益乱也，此故治主当缓。治客以急者，谓阳分受阴邪，阴分受阳邪，此客气急除去之也。假令少阳、阳明为病，少阳为邪，出于耳之前后也；阳明为邪者，首大肿是也，先以黄芩黄连甘草汤，通炒过，剉煎，少少不住服，或剂毕，再用大黄，煨，鼠粘子，新瓦上炒香，煎药成，去滓，内芒硝，俱各等分，亦时时呷之，无令饮食在前。得微利及邪气已，只服前药，如不已，再同前次第服之，取大便利，邪气即止。如阳明渴者，加石膏；如少阳渴者，加瓜蒌根。阳明行经，升麻、芍药、葛根、甘草；太阳行经，羌活、防风之类。

雷头风附

夫治雷头风者，诸药不效，为与证不相对也。夫头者，震卦主之，震仰盂，故予制药内加荷叶，谓象其震之形。其色又青，乃述类象形也，当煎《局方》中升麻汤。

升麻一两　苍术一两　荷叶一个全者

上为细末，每服五钱，水一盏，煎七分，温服，食后。或烧全荷叶一个，研细调煎药服，亦妙。

耳论附

论曰：耳者盖非一也，以窍言之，是水也；以声言之，金也以；《经》言之，手、足少阳俱会其中也。有从内不能听者，主也；有从外不能入者，经也；有若蝉鸣者；有若钟声者；有若火熇熇状者。各随经见之，其间虚实，不可不察也。假令耳聋者，肾也。何谓治肺？肺主声，鼻塞者，肺也。何谓治心？心主臭。如推此法，皆从受气为始，肾受气于巳，心受气于亥，肝受气于中，肺受气于寅，脾王四季。此法皆长生之道也。

小儿斑疹论第三十一

论曰：斑疹之病，其状各异。疮发焮肿于外，属少阳三焦相火，谓之斑；小红靥行于皮肤之中不出者，属少阴君火也，谓之疹。凡显斑证者，若自吐泻者，慎勿治则多吉，谓邪气上下皆出也。大凡疮疹，首尾皆不可下，恐妄动而生变，此谓少阳通表宜和之也，当先安其里以解毒，次微发之。安里解毒者，谓能安和五脏，防风汤是也；如大便不秘，次微发之，微发之药，钱氏方中甚多，宜选用之。如大便过秘，宜微利之，当归丸、枣变百祥丸是也。初知是斑疹，若便发之，令斑并出，小儿难禁，是使别生他证也。首尾不可下者，首曰上焦，尾曰下焦。若已吐利，不可下也，便宜安里药三五服。如能食大便秘者，内实，宜微疏利之。若内虚而利者，宜安里药三五服，末后一服，调微发之药服之。大抵用安里之药多，发表之药少，秘则微疏之，邪气不并出，能作番次，使小儿易禁也。身温者顺，身凉者逆，则宜服防风汤以和之。

防风汤　防风一两　地骨皮　黄芪　芍药　枳壳　荆芥穗　牛蒡子以上各半两

上为细末，温水调下，或为粗末，煎服二三钱更妙。

治大便秘而内实，能食，宜当归丸。

当归五钱　黄连二钱半　大黄二钱　甘草一钱，炙

先将当归熬作膏子，入药三味为丸，渐次服十丸妙。

变百祥丸　治斑疹大便秘结。

大戟去骨，一两　枣三个，去核

上二味，用水一碗，煎至水尽为度，去大戟不用，将枣焙干，可和剂旋丸，从少至多，以利为度。

五脏病各有所见证。热则从心，寒则从肾，嗽而气上则从肺，风从肝，泻从脾。假令泻见嗽而气上，脾肺病也，泻白、益黄散合而服之，又宜黄芩厚朴汤、白术厚朴汤，谓脾苦湿，肺苦燥，气则上逆也。其证先泻，又兼面色黄，肠鸣呦呦者是也。如见渴，热多者，当服厚朴汤；不渴，热少者，当服白术厚朴汤。其他五脏，若有兼证，皆如此类，然更详后说四时经移用药。

假令春分前，风寒也，宜用地黄、羌活、防风，或地黄丸及泻青丸相间服之。春分后，风热也，宜用羌活、防风、黄芩，或泻青丸，用导赤散下之。立夏之后，热也，用三黄丸、导赤散。夏至后，湿热也，宜导赤、泻黄丸合而服之，或黄芩、甘草、白术、茯苓之类，为胜湿之药。立秋后，宜用益黄散、泻白散、陈皮、厚朴、人参、木香之类。秋分后，用泻白散。立冬之后，地黄丸主之，谓肾不受泻也。大凡小儿斑疹已发，有疮、有声音者，乃形病气不病也；无疮、无声音

者，乃气病形不病也；有疮而无声音者，是形气候病也。后一证，当清利肺气，八风汤或凉膈散，大黄、芒硝亦可，或如圣汤加大黄，或八味羌活汤加大黄，此是春时发斑，谓之风斑耳。疮疹者，《内经》云：痛痒疮疡，皆属心火。斑子者，是相君行命三焦，真阳气之所作也。若气入肺，变脓胞，入肝为水胞；自病为斑。心乃君火，入于皮作瘾疹，为肺主皮毛，心不害肺金，此乃君之德也。未疮而发搐，而外感寒邪内发心热而发搐，用茶汤下解毒丸，或犀角地黄汤主之。已发便稠密，形势如针头者，当轻发其表，凉其内，连翘升麻汤主之。若斑已发，稠密甚而微喘，饮水，有热证，当以去风药微下之。若出不快，清便自调，知为在表不在里，当微发之，升麻葛根汤主之。若有干黑陷，身不大热，大小便涩，则知热在内，当煎大黄汤下宣风散。身表大热者，表证未罢，不可利大便。若斑疹已出，见小热，小便不利者，当利小便。已发后有余毒不散，为复有身热、痛疮之类，当用解毒之药。

药略第三十二
（针法附）

羌活_{治支节痛，太阳经风药也}　防风_{疗风通用}　甘草_{和中调诸药}
肉桂_{通气助阳}　桂枝_{闭汗和表}　麻黄_{发太阳、太阴经汗}　桃仁_{滋血破血}　黄芩_{泻肝气}　雄黄_{去风}　白芷_{治正阳明头痛}　知母_{泻肾火助阴}

石膏泻肺火，是阳明大凉药　半夏去痰　柴胡治少阳、厥阴寒热往来　芍药止脾痛，安太阴　人参补气和中　瓜蒂治湿在上头，吐药　赤豆利小便　杏仁润肺除燥　苍术温中去湿热，强胃　草乌头热，行经　南星治风痰须用　天麻治头风　神曲消食强胃　白术苍术同　陈皮益气　枳实治心下痞　枳壳利胸中气，消痞　黄连泻心火　白茯苓止渴，利小便，太阴经药　苦葶苈泻肺火　桔梗治咽喉痛，利肺气　大黄泄实热　厚朴治胀满，厚肠　黄芪止汗，治诸气虚不足　槟榔破气下行　荆芥清利头目　乌梅肉助脾收胃饮食　沉香益气和神　肉豆蔻治大肠肠滑　附子补命及心火　朴硝寒咸去燥　栀子除烦利气，行小便　当归补三阴血不足　川芎太阳头痛　地黄补肾真阴不足，脐下痛　萆薢补肾不足　杜仲壮筋骨两全　牛膝补筋益脾　苁蓉益阳道及命门火衰　沙苑蒺藜补肾水真阴　破故纸补命门不足　五味子补五脏气不足　巴豆去湿之过药　细辛少阴头痛不足　升麻阳明经和解药　蛇蜕去皮肤风燥　茴香利小便，补肾，去沉寒，助阳　苦楝子去小腹痛　广茂去积聚　干姜益气和中　生地黄凉血　没药除血痛，和血之胜药也　地榆治下部有血　泽泻治少阴不渴而小便不利及膀胱中有留

> 土火水木金形真假
> 黑白黄赤青色深浅
> 平凉温热寒性急缓
> 甘苦咸酸辛味厚薄
> 中重轻实虚体润枯

　　轻、枯、虚、薄、缓、浅、假，宜上；厚、重、实、润、深、真、急，宜下；其中平者，宜中。余形、色、性、味，皆随脏腑所宜。此处方用药之大概耳，知

者用心，则思过半矣。

流 注 针 法

心痛，脉沉，肾经原穴；弦，肝经原穴；涩，肺经原穴；浮，心经原穴；缓，脾经原穴。腰痛，身之前，足阳明原穴冲阳；身之后，足太阳原穴京骨；身之侧，足少阳原穴丘墟。

针 之 最 要

两胁痛，针少阳经丘墟。心痛，针少阴经太溪、涌泉及足厥阴原穴。腰痛不可忍，针昆仑及刺委中出血，太阳喘满痰实，口中如胶，针太溪穴。哕呕无度，针手厥阴大陵穴。头痛不可忍，针足厥阴、太阳经原穴。热无度，不可止，刺陷谷穴出血。骨热不可治，前板齿干燥，当灸骨会、大椎。小肠疝痛，当刺足厥阴肝经太冲穴。血不止，鼻衄，大小便皆血，血崩，当刺足太阴井隐白。喉闭，刺手足少阳井并刺少商及足太阴井。大烦热，昼夜不息，刺十指间出血，谓之八关大刺。目疾睛痛欲出，亦大刺八关。百节疼痛，实无所知，三棱针刺绝骨出血。眼大眦痛，刺手太阳井穴少泽。小眦痛，刺足少阳井穴关冲。阴头中痛，不可忍者，卒疝也，妇人阴中痛，皆刺足厥阴井大敦穴。

《中医经典文库》书目

一、基础篇

《内经知要》
《难经本义》
《伤寒贯珠集》
《伤寒来苏集》
《伤寒明理论》
《类证活人书》
《经方实验录》
《金匮要略心典》
《金匮方论衍义》
《温热经纬》
《温疫论》
《时病论》
《疫疹一得》
《伤寒温疫条辨》
《广温疫论》
《六因条辨》
《随息居重订霍乱论》
《濒湖脉学》
《诊家正眼》
《脉经》
《四诊抉微》
《察舌辨症新法》
《三指禅》
《脉贯》
《苍生司命》
《金匮要略广注》
《古今名医汇粹》
《医法圆通》

二、方药篇

《珍珠囊》
《珍珠囊补遗药性赋》
《本草备要》
《神农本草经》
《雷公炮炙论》
《本草纲目拾遗》
《汤液本草》
《本草经集注》
《药性赋白话解》
《药性歌括四百味》
《医方集解》
《汤头歌诀》
《济生方》
《医方考》
《世医得效方》
《串雅全书》
《肘后备急方》
《太平惠民和剂局方》
《普济本事方》
《古今名医方论》
《绛雪园古方选注》
《太医院秘藏丸散膏丹方剂》
《明清验方三百种》
《本草崇原》
《经方例释》
《经验良方全集》
《本经逢原》
《得配本草》
《鲁府禁方》
《雷公炮制药性解》
《本草新编》
《成方便读》

《药鉴》
《本草求真》
《医方选要》

三、临床篇

《脾胃论》
《血证论》
《素问玄机原病式》
《黄帝素问宣明论方》
《兰室秘藏》
《金匮翼》
《内外伤辨惑论》
《傅青主男科》
《症因脉治》
《理虚元鉴》
《医醇賸义》
《中风斠诠》
《阴证略例》
《素问病机气宜保命集》
《金匮钩玄》
《张聿青医案》
《洞天奥旨》
《外科精要》
《外科正宗》
《外科证治全生集》
《外治寿世方》
《外科选要》
《疡科心得集》
《伤科补要》
《刘涓子鬼遗方》
《外科理例》

《绛雪丹书》

《理瀹骈文》

《正体类要》

《仙授理伤续断方》

《妇人大全良方》

《济阴纲目》

《女科要旨》

《妇科玉尺》

《傅青主女科》

《陈素庵妇科补解》

《女科百问》

《女科经纶》

《小儿药证直诀》

《幼科发挥》

《幼科释谜》

《幼幼集成》

《颅囟经》

《活幼心书》

《审视瑶函》

《银海精微》

《秘传眼科龙木论》

《重楼玉钥》

《针灸大成》

《子午流注针经》

《针灸聚英》

《针灸甲乙经》

《证治针经》

《勉学堂针灸集成》

《厘正按摩要术》

《饮膳正要》

《遵生八笺》

《老老恒言》

《明医指掌》

《医学从众录》

《读医随笔》

《医灯续焰》

《急救广生集》

四、医论医话医案

《格致余论》

《临证指南医案》

《医学读书记》

《寓意草》

《医旨绪余》

《清代名医医案精华》

《局方发挥》

《医贯》

《医学源流论》

《古今医案按》

《医学真传》

《医经溯洄集》

《冷庐医话》

《西溪书屋夜话录》

《医学正传》

《三因极一病证方论》

《脉因证治》

《类证治裁》

《医碥》

《儒门事亲》

《卫生宝鉴》

《王孟英医案》

《齐氏医案》

《清代秘本医书四种》

《删补颐生微论》

《医理真传》

《王九峰医案》

《吴鞠通医案》

《柳选四家医案》

五、综合篇

《医学启源》

《医宗必读》

《医门法律》

《丹溪心法》

《秘传证治要诀及类方》

《万病回春》

《石室秘录》

《先醒斋医学广笔记》

《辨证录》

《兰台轨范》

《洁古家珍》

《此事难知》

《证治汇补》

《医林改错》

《古今医鉴》

《医学心悟》

《医学三字经》

《明医杂著》

《奉时旨要》

《医学答问》

《医学三信篇》

《医学研悦》

《医宗说约》

《不居集》

《吴中珍本医籍四种》